Vegán ételek minden alkalomra

Ízletes és egészséges receptek a növényi étrend kedvelőinek;

Eszter Kovács

Összegzés

Sült Shitake gomba koktélparadicsommal 9
Sült paszternák és gomba makadámdióval 11
Sült gomba koktélparadicsommal és fenyőmaggal 13
Sült curry burgonya 15
Sült spenót és paszternák 17
Sült káposzta és édesburgonya 19
Szecsuáni stílusú sült vízitorma és sárgarépa 21
Fűszeres és fűszeres sült hagyma és fehérrépa 23
Curry sárgarépa 26
Fűszeres pörkölt spenót és hagyma 28
Sült édesburgonya és spenót 30
Sült fehérrépa, hagyma és spenót 32
Vízitorma és sült vegán vajas sárgarépa 34
Sült brokkoli és spenót 36
Füstölt sült karfiol és hagyma 38
Pörkölt olasz cékla és kelkáposzta 40
Vízitorma és sült burgonya 43
Sült spenót olajbogyóval 45
Sült spenót jalapeno borssal 47
Sült spenótos curry 49
Sült fűszeres thai babcsíra 51

Fűszeres spenót és fehérrépa Szecsuánból 53
Thai vízitorma Sárgarépa és hagyma 55
Sült yam és édesburgonya 58
Sült Fehér Yam és Burgonya 60
Magyar paszternák és fehérrépa 62
Egyszerű sült spenót 64
Délkelet-ázsiai sült spenót és sárgarépa 66
Káposzta és sült kelbimbó 68
Spenót curryvel és burgonyával 70
Édesburgonyás curry és kelkáposzta 73
Jalapeno vízitorma és paszternák 75
Vízitorma és brokkoli chilis-fokhagymás szószban 77
Fűszeres kínai kel és brokkoli 79
Spenót és Shitake gomba 81
Spenót és burgonya pestoval 83
Édesburgonya curryvel és kelkáposztával 85
Fehérrépa és fehérrépa pestoval 87
Mangold és sárgarépa pestoval 89
Kínai kel és sárgarépa chilis és fokhagymás szószban 90
lassú tűzön főtt fehérrépa és paszternák 92
Káposzta és brokkoli lassú tűzön főzve 94
Endívia és pestoval főtt sárgarépa 95
Római saláta és kelbimbó lassú főzésben 96
Endívia és lassan főtt burgonya 97

Vegán vegán vajjal lassan főtt cékla és fehérrépa 100
Vegán vajban párolt káposzta és paszternák 102
Lassan főtt spenót és sárgarépa kínai stílusban 104
Kínai kel és lassan főtt sárgarépa 105
Mikrozöldségek és burgonya lassú főzése 107
Lassan főtt zöldségek és burgonya 109
Lila káposzta és lassan főtt burgonya 111
Lassan főtt káposzta és sárgarépa 113
Lassan főtt endívia pesto szószban 114
Lassan főtt fehérrépa pestoval 115
Lassan főtt kínai kel, sárgabab szószban 117
fehérrépa tetejét és pesto főtt burgonyát 119
Sült Shitake gomba koktélparadicsommal 121
Sült paszternák és gomba makadámdióval 123
Sült gomba koktélparadicsommal és fenyőmaggal 125
Sült curry burgonya 127
Sült spenót és paszternák 129
Sült káposzta és édesburgonya 131
Szecsuáni stílusú sült vízitorma és sárgarépa 134
Fűszeres és fűszeres sült hagyma és fehérrépa 136
Curry sárgarépa 138
Fűszeres pörkölt spenót és hagyma 140
Sült édesburgonya és spenót 143
Sült fehérrépa, hagyma és spenót 145

Vízitorma és sült vegán vajas sárgarépa 147

Sült brokkoli és spenót 149

Füstölt sült karfiol és hagyma 151

Pörkölt olasz cékla és kelkáposzta 153

Vízitorma és sült burgonya 155

Sült spenót olajbogyóval 157

Sült spenót jalapeno borssal 159

Sült spenótos curry 162

Sült fűszeres thai babcsíra 164

Fűszeres spenót és fehérrépa Szecsuánból 166

Thai vízitorma Sárgarépa és hagyma 168

Sült yam és édes burgonya 170

Sült Fehér Yam és Burgonya 172

Magyar paszternák és fehérrépa 174

Egyszerű sült spenót 176

Délkelet-ázsiai sült spenót és sárgarépa 178

Káposzta és sült kelbimbó 180

Spenót curryvel és burgonyával 182

Édesburgonyás curry és kelkáposzta 185

Jalapeno vízitorma és paszternák 187

Vízitorma és brokkoli chilis-fokhagymás szószban 189

Fűszeres Bok Choy és brokkoli 191

Spenót és Shitake gomba 193

Spenót és burgonya pestoval 195

Édesburgonyás curry és kelkáposzta 197

Fehérrépa és fehérrépa pestoval 199

Mangold és sárgarépa pestoval 201

Bok Choy és sárgarépa chilis és fokhagymás szószban 203

alacsony lángon főtt fehérrépa és paszternák 205

A káposzta és a brokkoli megpároljuk 207

Pestoban főtt endívia és sárgarépa 209

Római saláta és lassan főtt kelbimbó 211

Endívia és lassan főtt burgonya 213

Vegán vegán vajjal lassan főtt cékla és fehérrépa 215

Vegán vajban párolt káposzta és paszternák 217

Sült Shitake gomba koktélparadicsommal

összetevőket

1 kiló fehérrépa, félbevágva

2 evőkanál extra szűz olívaolaj

1/2 font shitake gomba

8 gerezd hámozatlan fokhagyma

3 evőkanál szezámolaj

tengeri só és őrölt fekete bors ízlés szerint

1/4 font koktélparadicsom

3 evőkanál pörkölt kesudió

1/4 kiló spenót, vékonyra szeletelve

Melegítsük elő a sütőt 425 F fokra.

A burgonyát egy serpenyőbe terítjük

Meglocsoljuk 2 evőkanál olajjal, és 15 percig sütjük, egyszer megforgatva.

Add hozzá a gombát, a szár felével felfelé

Adjuk hozzá a fokhagymagerezdeket a serpenyőbe, és pirítsuk enyhén aranybarnára

Ízesítsük 1 evőkanál szezámolajjal, ízesítsük tengeri sóval és fekete borssal.

Tegyük vissza a sütőbe és süssük 5 percig.

Adjunk hozzá koktélparadicsomot a serpenyőbe.

Visszatesszük a sütőbe, és 5 percig sütjük, amíg a gomba megpuhul.

Szórjuk rá a kesudiót a burgonyára és a gombára.

Spenóttal tálaljuk.

Sült paszternák és gomba makadámdióval

összetevőket

1 kiló pasztervák, félbevágva

2 evőkanál extra szűz olívaolaj

1/2 font gomba gomba

8 gerezd hámozatlan fokhagyma

2 evőkanál apróra vágott friss kakukkfű

1 evőkanál extra szűz olívaolaj

tengeri só és őrölt fekete bors ízlés szerint

1/4 font koktélparadicsom

3 evőkanál pörkölt makadámdió

1/4 kiló spenót, vékonyra szeletelve

Melegítsük elő a sütőt 425 F fokra.

Egy serpenyőben terítsd el a paszternákokat

Meglocsoljuk 2 evőkanál olívaolajjal, és 15 percig főzzük, egyszer megforgatva.

Add hozzá a gombát, a szár felével felfelé

Adjuk hozzá a fokhagymagerezdeket a serpenyőbe, és pirítsuk enyhén aranybarnára

Megszórjuk kakukkfűvel.

Ízesítsük 1 evőkanál olívaolajjal, ízesítsük tengeri sóval és fekete borssal.

Tegyük vissza a sütőbe és süssük 5 percig.

Adjunk hozzá koktélparadicsomot a serpenyőbe.

Visszatesszük a sütőbe, és 5 percig sütjük, amíg a gomba megpuhul.

Szórjuk meg a makadámdiót a burgonyára és a gombára.

Spenóttal tálaljuk.

Sült gomba koktélparadicsommal és fenyőmaggal

összetevőket

1 kiló burgonya, félbevágva

2 evőkanál extra szűz olívaolaj

1/2 font gomba gomba

8 gerezd hámozatlan fokhagyma

2 tk. kömény

1 teáskanál. annatto magvak

½ teáskanál Cayenne-i bors

1 evőkanál extra szűz olívaolaj

tengeri só és őrölt fekete bors ízlés szerint

1/4 font koktélparadicsom

3 evőkanál pirított fenyőmag

1/4 kiló spenót, vékonyra szeletelve

Melegítsük elő a sütőt 425 F fokra.

A burgonyát egy serpenyőbe terítjük

Meglocsoljuk 2 evőkanál olívaolajjal, és 15 percig főzzük, egyszer megforgatva.

Add hozzá a gombát, a szár felével felfelé

Adjuk hozzá a fokhagymagerezdeket a serpenyőbe, és pirítsuk enyhén aranybarnára

Megszórjuk köménnyel, cayenne borssal és annatto magokkal.

Ízesítsük 1 evőkanál olívaolajjal, ízesítsük tengeri sóval és fekete borssal.

Tegyük vissza a sütőbe és süssük 5 percig.

Adjunk hozzá koktélparadicsomot a serpenyőbe.

Visszatesszük a sütőbe, és 5 percig sütjük, amíg a gomba megpuhul.

A burgonyára és a gombára szórjuk a fenyőmagot.

Spenóttal tálaljuk.

Sült curry burgonya

ÖSSZETEVŐK

1 ½ font burgonya, meghámozva és 1 hüvelykes darabokra vágva

½ hagyma, vékonyra szeletelve

csésze vizet

½ zöldségkocka, morzsolva

1 evőkanál. Extra szűz olívaolaj

½ teáskanál kömény

½ teáskanál őrölt koriander

½ teáskanál garam masala

½ teáskanál csípős paprikapor

fekete bors

½ kiló friss spenót, durvára vágva

Az utolsó kivételével az összes hozzávalót lassú tűzhelybe tesszük.

A tetejére teszünk egy marék spenótot, és leállítjuk a lassú tűzhelyet.

Ha nem fér bele egyszerre, akkor először az első adagot főzd meg, és adj hozzá több spenótot.

3-4 órán keresztül közepes lángon főzzük, amíg a burgonya megpuhul.

Az oldalát lekaparjuk és tálaljuk.

Sült spenót és paszternák

ÖSSZETEVŐK

1 ½ font paszternák, meghámozva és 1 hüvelykes darabokra vágva

½ vöröshagyma, vékonyra szeletelve

csésze vizet

½ zöldségkocka, morzsolva

1 evőkanál. Extra szűz olívaolaj

½ teáskanál kömény

½ teáskanál annatto mag

½ teáskanál cayenne bors

½ teáskanál csípős paprikapor

fekete bors

½ kiló friss spenót, durvára vágva

Az utolsó kivételével az összes hozzávalót lassú tűzhelybe tesszük.

A tetejére teszünk egy marék spenótot, és leállítjuk a lassú tűzhelyet.

Ha nem fér bele egyszerre, akkor először az első adagot főzd meg, és adj hozzá több spenótot.

3-4 órán keresztül közepes lángon főzzük, amíg a burgonya megpuhul.

Az oldalát lekaparjuk és tálaljuk.

Sült káposzta és édesburgonya

ÖSSZETEVŐK

1 ½ font édesburgonya, meghámozva és 1 hüvelykes darabokra vágva

½ hagyma, vékonyra szeletelve

csésze vizet

½ zöldségkocka, morzsolva

1 evőkanál. Extra szűz olívaolaj

½ teáskanál kömény

½ teáskanál jalapeno bors, apróra vágva

½ teáskanál paprika

½ teáskanál csípős paprikapor

fekete bors

½ kiló friss káposzta, durvára vágva

Az utolsó kivételével az összes hozzávalót lassú tűzhelybe tesszük.

A tetejére teszünk egy marék kelkáposztát, és megtöltjük a lassú tűzhelyet.

Ha nem tudja egyszerre bevinni az egészet, először hagyja főni az első adagot, és adjon hozzá több káposztát.

3-4 órán keresztül közepes lángon főzzük, amíg a burgonya megpuhul.

Az oldalát lekaparjuk és tálaljuk.

Szecsuáni stílusú sült vízitorma és sárgarépa

ÖSSZETEVŐK

1 ½ font sárgarépa, meghámozva és 1 hüvelykes darabokra vágva

½ vöröshagyma, vékonyra szeletelve

csésze vizet

½ zöldségkocka, morzsolva

1 evőkanál. szezámolaj

½ teáskanál 5 kínai fűszerpor

½ teáskanál szecsuáni bors

½ teáskanál csípős paprikapor

fekete bors

½ font édesvízitorma, durvára vágva

Az utolsó kivételével az összes hozzávalót lassú tűzhelybe tesszük.

Tegyünk a tetejére egy marék vízitormát, és állítsuk le a lassú tűzhelyet.

Ha nem tudja egyszerre beletenni az egészet, először hagyja főni az első adagot, és adjon hozzá még vízitormát.

3-4 órán át főzzük közepes lángon, amíg a sárgarépa megpuhul.

Az oldalát lekaparjuk és tálaljuk.

Fűszeres és fűszeres sült hagyma és fehérrépa

ÖSSZETEVŐK

1 ½ font fehérrépa, meghámozva és 1 hüvelykes darabokra vágva

½ hagyma, vékonyra szeletelve

csésze vizet

½ zöldségkocka, morzsolva

1 evőkanál. Extra szűz olívaolaj

½ teáskanál kömény

½ teáskanál annatto mag

½ teáskanál cayenne bors

½ teáskanál lime lé

fekete bors

½ kiló friss spenót, durvára vágva

Az utolsó kivételével az összes hozzávalót lassú tűzhelybe tesszük.

A tetejére teszünk egy marék spenótot, és leállítjuk a lassú tűzhelyet.

Ha nem fér bele egyszerre, akkor először az első adagot főzd meg, és adj hozzá több spenótot.

3-4 órán át főzzük közepes lángon, amíg a gyökérzöldségek megpuhulnak.

Az oldalát lekaparjuk és tálaljuk.

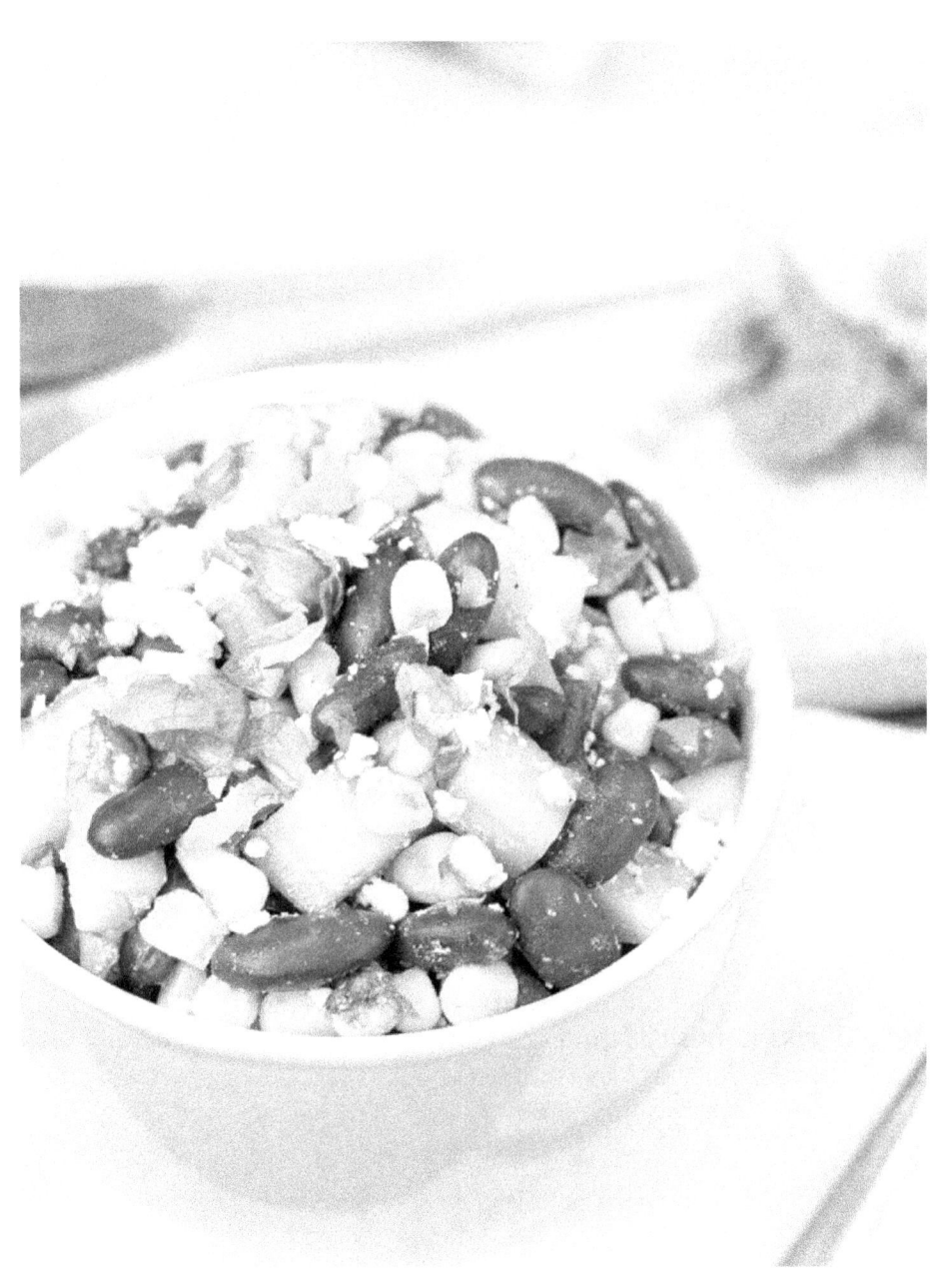

Curry sárgarépa

ÖSSZETEVŐK

1 ½ font sárgarépa, meghámozva és 1 hüvelykes darabokra vágva

½ hagyma, vékonyra szeletelve

csésze vizet

½ zöldségkocka, morzsolva

1 evőkanál. Extra szűz olívaolaj

½ teáskanál kömény

½ teáskanál őrölt koriander

½ teáskanál garam masala

½ teáskanál csípős paprikapor

fekete bors

½ kiló friss káposzta, durvára vágva

Az utolsó kivételével az összes hozzávalót lassú tűzhelybe tesszük.

A tetejére teszünk egy marék kelkáposztát, és megtöltjük a lassú tűzhelyet.

Ha nem tudja egyszerre bevinni az egészet, először hagyja főni az első adagot, és adjon hozzá több káposztát.

3-4 órán át főzzük közepes lángon, amíg a gyökérzöldségek megpuhulnak.

Az oldalát lekaparjuk és tálaljuk.

Fűszeres pörkölt spenót és hagyma

ÖSSZETEVŐK

1 ½ font sárgarépa, meghámozva és 1 hüvelykes darabokra vágva

½ hagyma, vékonyra szeletelve

csésze vizet

½ zöldségkocka, morzsolva

1 evőkanál. Extra szűz olívaolaj

½ teáskanál kömény

½ teáskanál annatto mag

½ teáskanál cayenne bors

½ teáskanál lime lé

fekete bors

½ kiló friss spenót, durvára vágva

Az utolsó kivételével az összes hozzávalót lassú tűzhelybe tesszük.

A tetejére teszünk egy marék spenótot, és leállítjuk a lassú tűzhelyet.

Ha nem fér bele egyszerre, akkor először az első adagot főzd meg, és adj hozzá több spenótot.

3-4 órán át főzzük közepes lángon, amíg a gyökérzöldségek megpuhulnak.

Az oldalát lekaparjuk és tálaljuk.

Sült édesburgonya és spenót

ÖSSZETEVŐK

1 ½ font édesburgonya, meghámozva és 1 hüvelykes darabokra vágva

½ hagyma, vékonyra szeletelve

csésze vizet

½ zöldségkocka, morzsolva

2 evőkanál. vegán vaj vagy margarin

½ teáskanál Provence-i gyógynövények

½ teáskanál kakukkfű

½ teáskanál csípős paprikapor

fekete bors

½ kiló friss spenót, durvára vágva

Az utolsó kivételével az összes hozzávalót lassú tűzhelybe tesszük.

A tetejére teszünk egy marék spenótot, és leállítjuk a lassú tűzhelyet.

Ha nem fér bele egyszerre, akkor először az első adagot főzd meg, és adj hozzá több spenótot.

3-4 órán keresztül közepes lángon főzzük, amíg a burgonya megpuhul.

Az oldalát lekaparjuk és tálaljuk.

Sült fehérrépa, hagyma és spenót

ÖSSZETEVŐK

1 ½ font fehérrépa, meghámozva és 1 hüvelykes darabokra vágva

½ hagyma, vékonyra szeletelve

csésze vizet

½ zöldségkocka, morzsolva

1 evőkanál. Extra szűz olívaolaj

2 tk. fokhagyma, darált

½ teáskanál lime lé

½ teáskanál csípős paprikapor

fekete bors

½ kiló friss spenót, durvára vágva

Az utolsó kivételével az összes hozzávalót lassú tűzhelybe tesszük.

A tetejére teszünk egy marék spenótot, és leállítjuk a lassú tűzhelyet.

Ha nem fér bele egyszerre, akkor először az első adagot főzd meg, és adj hozzá több spenótot.

3-4 órán keresztül közepes lángon főzzük, amíg a fehérrépa megpuhul.

Az oldalát lekaparjuk és tálaljuk.

Vízitorma és sült vegán vajas sárgarépa

ÖSSZETEVŐK

1 ½ font sárgarépa, meghámozva és 1 hüvelykes darabokra vágva

½ hagyma, vékonyra szeletelve

csésze vizet

½ zöldségkocka, morzsolva

1 evőkanál. vegán vaj/margarin

1 teáskanál fokhagyma, darálva

½ teáskanál citromlé

fekete bors

½ font édesvízitorma, durvára vágva

Az utolsó kivételével az összes hozzávalót lassú tűzhelybe tesszük.

Tegyünk a tetejére egy marék vízitormát, és állítsuk le a lassú tűzhelyet.

Ha nem tudja egyszerre beletenni az egészet, először hagyja főni az első adagot, és adjon hozzá még vízitormát.

3-4 órán át főzzük közepes lángon, amíg a sárgarépa megpuhul.

Az oldalát lekaparjuk és tálaljuk.

Sült brokkoli és spenót

ÖSSZETEVŐK

1½ kiló brokkoli rózsa

½ hagyma, vékonyra szeletelve

csésze vizet

½ zöldségkocka, morzsolva

1 evőkanál. Extra szűz olívaolaj

½ teáskanál kömény

½ teáskanál csípős paprikapor

fekete bors

½ kiló friss spenót, durvára vágva

Az utolsó kivételével az összes hozzávalót lassú tűzhelybe tesszük.

A tetejére teszünk egy marék spenótot, és leállítjuk a lassú tűzhelyet.

Ha nem fér bele egyszerre, akkor először az első adagot főzd meg, és adj hozzá több spenótot.

3-4 órán át főzzük közepes lángon, amíg a brokkoli megpuhul.

Az oldalát lekaparjuk és tálaljuk.

Füstölt sült karfiol és hagyma

ÖSSZETEVŐK

1 ½ font karfiol, meghámozva és 1 hüvelykes darabokra vágva

½ vöröshagyma, vékonyra szeletelve

csésze vizet

½ zöldségkocka, morzsolva

1 evőkanál. Extra szűz olívaolaj

½ teáskanál kömény

½ teáskanál csípős paprikapor

fekete bors

½ kiló friss spenót, durvára vágva

Az utolsó kivételével az összes hozzávalót lassú tűzhelybe tesszük.

A tetejére teszünk egy marék spenótot, és leállítjuk a lassú tűzhelyet.

Ha nem fér bele egyszerre, akkor először az első adagot főzd meg, és adj hozzá több spenótot.

3-4 órán keresztül közepes lángon főzzük, amíg a burgonya megpuhul.

Az oldalát lekaparjuk és tálaljuk.

Pörkölt olasz cékla és kelkáposzta

ÖSSZETEVŐK

1 ½ font cékla, meghámozva és 1 hüvelykes darabokra vágva

½ vöröshagyma, vékonyra szeletelve

csésze vizet

½ zöldségkocka, morzsolva

1 evőkanál. Extra szűz olívaolaj

½ teáskanál olasz öntet

fekete bors

½ kiló friss káposzta, durvára vágva

Az utolsó kivételével az összes hozzávalót lassú tűzhelybe tesszük.

A tetejére teszünk egy marék kelkáposztát, és megtöltjük a lassú tűzhelyet.

Ha nem tudja egyszerre bevinni az egészet, először hagyja főni az első adagot, és adjon hozzá több káposztát.

3-4 órán át főzzük közepes lángon, amíg a cékla megpuhul.

Az oldalát lekaparjuk és tálaljuk.

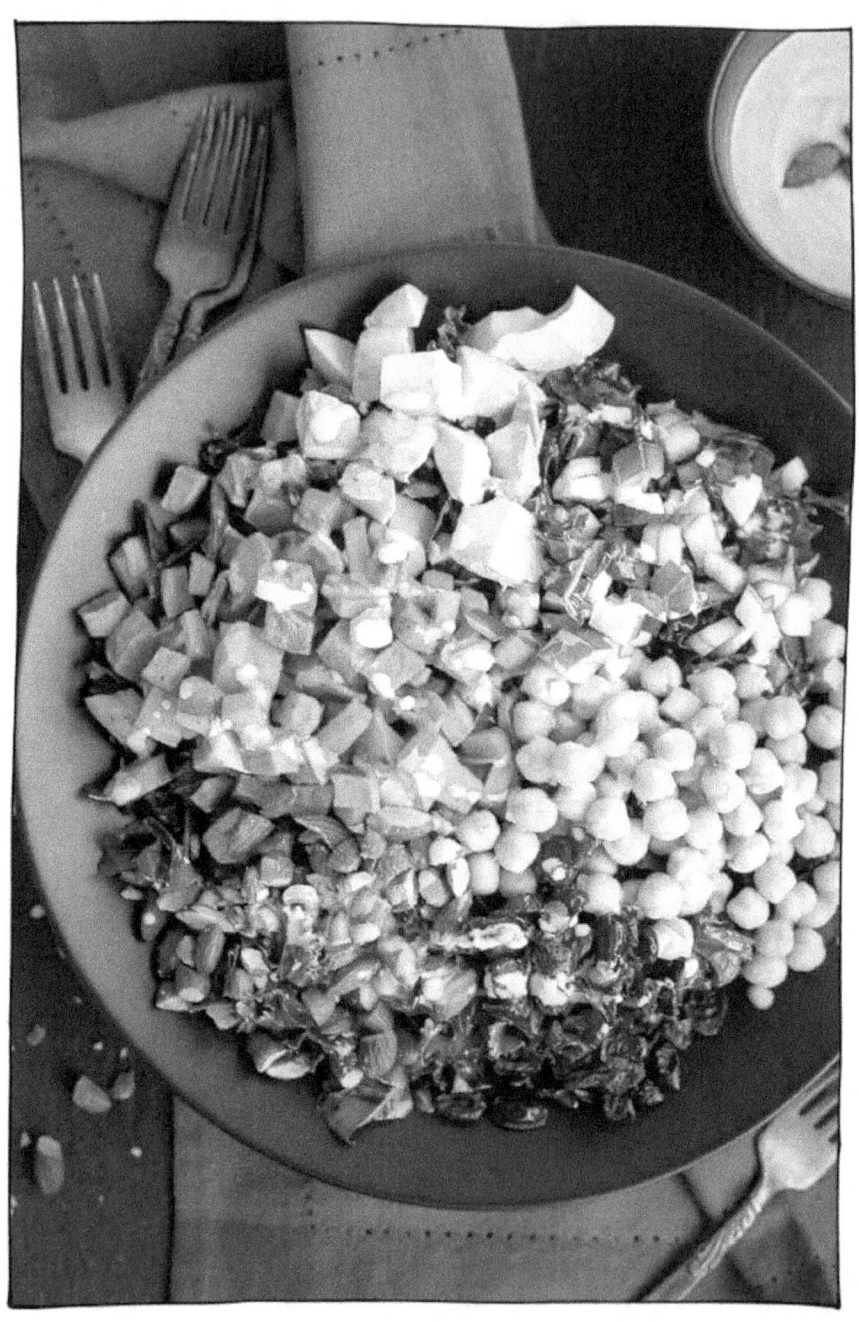

Vízitorma és sült burgonya

ÖSSZETEVŐK

1 ½ font burgonya, meghámozva és 1 hüvelykes darabokra vágva

½ hagyma, vékonyra szeletelve

csésze vizet

½ zöldségkocka, morzsolva

1 evőkanál. olivaolaj

½ teáskanál darált gyömbér

2 szál citromfű

½ teáskanál zöldhagyma, apróra vágva

½ teáskanál csípős paprikapor

fekete bors

½ kiló vízitorma, durvára vágva

Az utolsó kivételével az összes hozzávalót lassú tűzhelybe tesszük.

Tegyünk a tetejére egy marék vízitormát, és állítsuk le a lassú tűzhelyet.

Ha nem tudja egyszerre beletenni az egészet, először hagyja főni az első adagot, és adjon hozzá még vízitormát.

3-4 órán keresztül közepes lángon főzzük, amíg a burgonya megpuhul.

Az oldalát lekaparjuk és tálaljuk.

Sült spenót olajbogyóval

ÖSSZETEVŐK

1 ½ font burgonya, meghámozva és 1 hüvelykes darabokra vágva

½ zöld olíva, vékonyra szeletelve

csésze vizet

½ zöldségkocka, morzsolva

1 evőkanál. Extra szűz olívaolaj

½ teáskanál kömény

½ teáskanál csípős paprikapor

fekete bors

½ kiló friss spenót, durvára vágva

Az utolsó kivételével az összes hozzávalót lassú tűzhelybe tesszük.

A tetejére teszünk egy marék spenótot, és leállítjuk a lassú tűzhelyet.

Ha nem fér bele egyszerre, akkor először az első adagot főzd meg, és adj hozzá több spenótot.

3-4 órán keresztül közepes lángon főzzük, amíg a burgonya megpuhul.

Az oldalát lekaparjuk és tálaljuk.

Sült spenót jalapeno borssal

ÖSSZETEVŐK

1½ kiló brokkoli rózsa

½ hagyma, vékonyra szeletelve

csésze vizet

½ zöldségkocka, morzsolva

1 evőkanál. Extra szűz olívaolaj

½ teáskanál kömény

8 jalapeno paprika, apróra vágva

1 ancho paprika

½ teáskanál csípős paprikapor

fekete bors

½ kiló friss spenót, durvára vágva

Az utolsó kivételével az összes hozzávalót lassú tűzhelybe tesszük.

A tetejére teszünk egy marék spenótot, és leállítjuk a lassú tűzhelyet.

Ha nem fér bele egyszerre, akkor először az első adagot főzd meg, és adj hozzá több spenótot.

3-4 órán át főzzük közepes lángon, amíg a brokkoli megpuhul.

Az oldalát lekaparjuk és tálaljuk.

Sült spenótos curry

ÖSSZETEVŐK

1 ½ font burgonya, meghámozva és 1 hüvelykes darabokra vágva

½ hagyma, vékonyra szeletelve

csésze vizet

½ zöldségkocka, morzsolva

1 evőkanál. Extra szűz olívaolaj

½ teáskanál kömény

½ teáskanál őrölt koriander

½ teáskanál garam masala

½ teáskanál csípős paprikapor

fekete bors

½ kiló friss spenót, durvára vágva

Az utolsó kivételével az összes hozzávalót lassú tűzhelybe tesszük.

A tetejére teszünk egy marék spenótot, és leállítjuk a lassú tűzhelyet.

Ha nem fér bele egyszerre, akkor először az első adagot főzd meg, és adj hozzá több spenótot.

3-4 órán keresztül közepes lángon főzzük, amíg a burgonya megpuhul.

Az oldalát lekaparjuk és tálaljuk.

Sült fűszeres thai babcsíra

ÖSSZETEVŐK

1 ½ font karfiol rózsa, blansírozva (forrásban lévő vízbe áztatva, majd jeges vízbe mártva)

½ csésze babcsíra, leöblítve

½ csésze vizet

½ zöldségkocka, morzsolva

1 evőkanál. szezámolaj

½ teáskanál thai chili paszta

½ teáskanál forró Sriracha szósz

½ teáskanál csípős paprikapor

2 thai madárpaprika apróra vágva

fekete bors

½ kiló friss spenót, durvára vágva

Az utolsó kivételével az összes hozzávalót lassú tűzhelybe tesszük.

A tetejére teszünk egy marék spenótot, és leállítjuk a lassú tűzhelyet.

Ha nem fér bele egyszerre, akkor először az első adagot főzd meg, és adj hozzá több spenótot.

3-4 órán keresztül közepes lángon főzzük, amíg a burgonya megpuhul.

Az oldalát lekaparjuk és tálaljuk.

Fűszeres spenót és fehérrépa Szecsuánból

ÖSSZETEVŐK

1 ½ font fehérrépa, meghámozva és 1 hüvelykes darabokra vágva

½ hagyma, vékonyra szeletelve

csésze vizet

½ zöldségkocka, morzsolva

1 evőkanál. szezámolaj

½ teáskanál fokhagymás paprika paszta

½ teáskanál szecsuáni bors

1 csillagánizs

2 thai madárpaprika apróra vágva

fekete bors

½ kiló friss spenót, durvára vágva

Az utolsó kivételével az összes hozzávalót lassú tűzhelybe tesszük.

A tetejére teszünk egy marék spenótot, és leállítjuk a lassú tűzhelyet.

Ha nem fér bele egyszerre, akkor először az első adagot főzd meg, és adj hozzá több spenótot.

3-4 órán keresztül közepes lángon főzzük, amíg a fehérrépa megpuhul.

Az oldalát lekaparjuk és tálaljuk.

Thai vízitorma Sárgarépa és hagyma

ÖSSZETEVŐK

1 ½ font sárgarépa, meghámozva és 1 hüvelykes darabokra vágva

½ hagyma, vékonyra szeletelve

csésze vizet

½ zöldségkocka, morzsolva

1 evőkanál. Extra szűz olívaolaj

1 evőkanál. szezámolaj

½ teáskanál thai chili paszta

½ teáskanál forró Sriracha szósz

½ teáskanál csípős paprikapor

2 thai madárpaprika apróra vágva

fekete bors

½ kiló vízitorma, durvára vágva

Az utolsó kivételével az összes hozzávalót lassú tűzhelybe tesszük.

Tegyünk a tetejére egy marék vízitormát, és állítsuk le a lassú tűzhelyet.

Ha nem tudja egyszerre beletenni az egészet, először hagyja főni az első adagot, és adjon hozzá még vízitormát.

3-4 órán át főzzük közepes lángon, amíg a sárgarépa megpuhul.

Az oldalát lekaparjuk és tálaljuk.

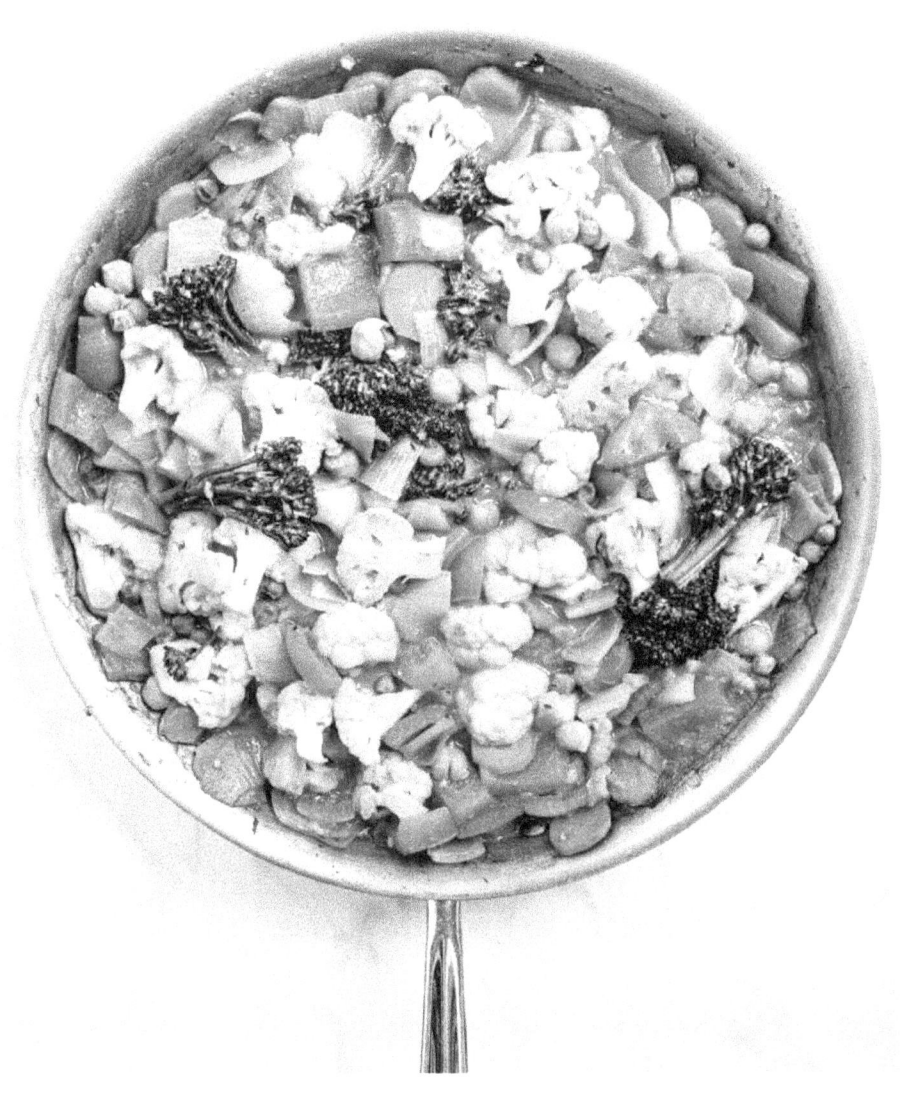

Sült yam és édesburgonya

ÖSSZETEVŐK

½ font lila jam, meghámozva és 1 hüvelykes darabokra vágva

1 font édesburgonya, meghámozva és 1 hüvelykes darabokra vágva

½ hagyma, vékonyra szeletelve

csésze vizet

½ zöldségkocka, morzsolva

1 evőkanál. Extra szűz olívaolaj

fekete bors

½ kiló friss spenót, durvára vágva

Az utolsó kivételével az összes hozzávalót lassú tűzhelybe tesszük.

A tetejére teszünk egy marék spenótot, és leállítjuk a lassú tűzhelyet.

Ha nem fér bele egyszerre, akkor először az első adagot főzd meg, és adj hozzá több spenótot.

3-4 órán keresztül közepes lángon főzzük, amíg a burgonya megpuhul.

Az oldalát lekaparjuk és tálaljuk.

Sült Fehér Yam és Burgonya

ÖSSZETEVŐK

1/2 font burgonya, meghámozva és 1 hüvelykes darabokra vágva

½ font fehér jam, meghámozva és 1 hüvelykes darabokra vágva

1/2 font sárgarépa, meghámozva és 1 hüvelykes darabokra vágva

½ vöröshagyma, vékonyra szeletelve

csésze vizet

½ zöldségkocka, morzsolva

1 evőkanál. Extra szűz olívaolaj

½ teáskanál kömény

½ teáskanál őrölt koriander

½ teáskanál garam masala

½ teáskanál cayenne bors

fekete bors

½ kiló friss spenót, durvára vágva

Az utolsó kivételével az összes hozzávalót lassú tűzhelybe tesszük.

A tetejére teszünk egy marék spenótot, és leállítjuk a lassú tűzhelyet.

Ha nem fér bele egyszerre, akkor először az első adagot főzd meg, és adj hozzá több spenótot.

3-4 órán keresztül közepes lángon főzzük, amíg a burgonya megpuhul.

Az oldalát lekaparjuk és tálaljuk.

Magyar paszternák és fehérrépa

ÖSSZETEVŐK

1/2 font fehérrépa, meghámozva és 1 hüvelykes darabokra vágva

1/2 font sárgarépa, meghámozva és 1 hüvelykes darabokra vágva

1/2 font paszternák, meghámozva és 1 hüvelykes darabokra vágva

½ vöröshagyma, vékonyra szeletelve

csésze vizet

½ zöldségkocka, morzsolva

1 evőkanál. Extra szűz olívaolaj

½ teáskanál paprikapor

½ teáskanál csilipor

fekete bors

½ kiló friss spenót, durvára vágva

Az utolsó kivételével az összes hozzávalót lassú tűzhelybe tesszük.

A tetejére teszünk egy marék spenótot, és leállítjuk a lassú tűzhelyet.

Ha nem fér bele egyszerre, akkor először az első adagot főzd meg, és adj hozzá több spenótot.

3-4 órán keresztül közepes lángon főzzük, amíg a fehérrépa megpuhul.

Az oldalát lekaparjuk és tálaljuk.

Egyszerű sült spenót

ÖSSZETEVŐK

1 ½ font brokkoli, meghámozva és 1 hüvelykes darabokra vágva

½ vöröshagyma, vékonyra szeletelve

csésze zöldségleves

1 evőkanál. Extra szűz olívaolaj

½ teáskanál olasz öntet

½ teáskanál csípős paprikapor

fekete bors

½ kiló friss spenót, durvára vágva

Az utolsó kivételével az összes hozzávalót lassú tűzhelybe tesszük.

A tetejére teszünk egy marék spenótot, és leállítjuk a lassú tűzhelyet.

Ha nem fér bele egyszerre, akkor először az első adagot főzd meg, és adj hozzá több spenótot.

3-4 órán át főzzük közepes lángon, amíg a brokkoli megpuhul.

Az oldalát lekaparjuk és tálaljuk.

Délkelet-ázsiai sült spenót és sárgarépa

ÖSSZETEVŐK

1/2 font fehérrépa, meghámozva és 1 hüvelykes darabokra vágva

1/2 font sárgarépa, meghámozva és 1 hüvelykes darabokra vágva

1/2 font paszternák, meghámozva és 1 hüvelykes darabokra vágva

½ vöröshagyma, vékonyra szeletelve

½ csésze zöldségleves

1 evőkanál. Extra szűz olívaolaj

½ teáskanál darált gyömbér

2 szál citromfű

8 gerezd fokhagyma, felaprítva

fekete bors

½ kiló friss spenót, durvára vágva

Az utolsó kivételével az összes hozzávalót lassú tűzhelybe tesszük.

A tetejére teszünk egy marék spenótot, és leállítjuk a lassú tűzhelyet.

Ha nem fér bele egyszerre, akkor először az első adagot főzd meg, és adj hozzá több spenótot.

3-4 órán keresztül közepes lángon főzzük, amíg a fehérrépa megpuhul.

Az oldalát lekaparjuk és tálaljuk.

Káposzta és sült kelbimbó

ÖSSZETEVŐK

1 ½ font kelbimbó, meghámozva és 1 hüvelykes darabokra vágva

½ vöröshagyma, vékonyra szeletelve

csésze vizet

½ zöldségkocka, morzsolva

1 evőkanál. Extra szűz olívaolaj

½ teáskanál csípős paprikapor

fekete bors

½ kiló káposzta, durvára vágva

Az utolsó kivételével az összes hozzávalót lassú tűzhelybe tesszük.

A tetejére teszünk egy marék kelkáposztát, és megtöltjük a lassú tűzhelyet.

Ha nem tudja egyszerre bevinni az egészet, először hagyja főni az első adagot, és adjon hozzá több káposztát.

3 órán át főzzük közepes lángon, amíg a kelbimbó megpuhul.

Az oldalát lekaparjuk és tálaljuk.

Spenót curryvel és burgonyával

ÖSSZETEVŐK

1 ½ font burgonya, meghámozva és 1 hüvelykes darabokra vágva

½ hagyma, vékonyra szeletelve

csésze vizet

½ zöldségkocka, morzsolva

1 evőkanál. Extra szűz olívaolaj

½ teáskanál kömény

½ teáskanál őrölt koriander

½ teáskanál garam masala

½ teáskanál csípős paprikapor

fekete bors

½ kiló friss spenót, durvára vágva

Az utolsó kivételével az összes hozzávalót lassú tűzhelybe tesszük.

A tetejére teszünk egy marék spenótot, és leállítjuk a lassú tűzhelyet.

Ha nem fér bele egyszerre, akkor először az első adagot főzd meg, és adj hozzá több spenótot.

3-4 órán keresztül közepes lángon főzzük, amíg a burgonya megpuhul.

Az oldalát lekaparjuk és tálaljuk.

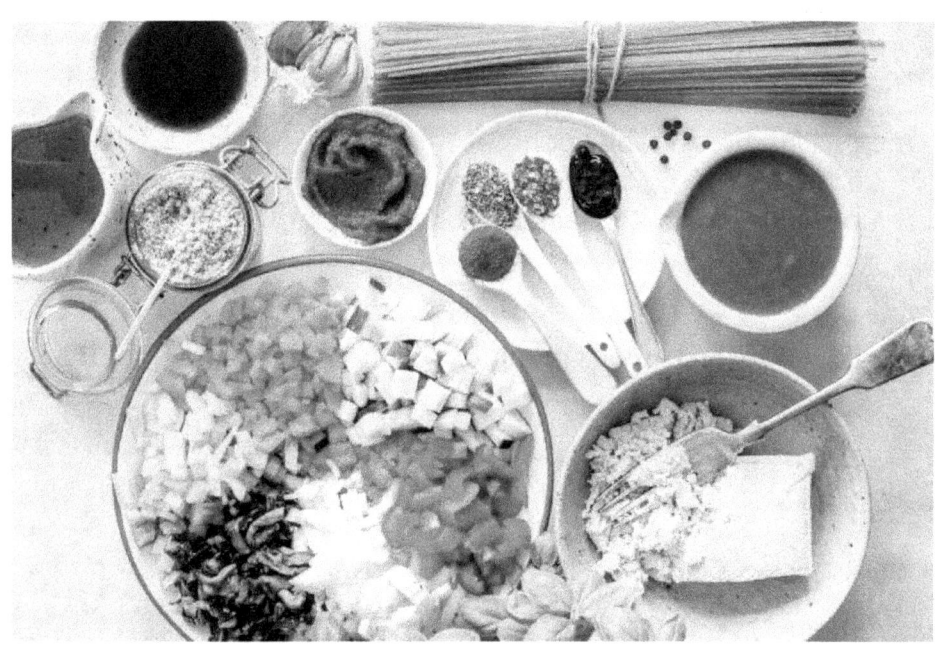

Édesburgonyás curry és kelkáposzta

ÖSSZETEVŐK

1 ½ font édesburgonya, meghámozva és 1 hüvelykes darabokra vágva

½ hagyma, vékonyra szeletelve

csésze vizet

½ zöldségkocka, morzsolva

1 evőkanál. Extra szűz olívaolaj

½ teáskanál kömény

½ teáskanál őrölt koriander

½ teáskanál garam masala

½ teáskanál csípős paprikapor

fekete bors

½ kiló káposzta, durvára vágva

Az utolsó kivételével az összes hozzávalót lassú tűzhelybe tesszük.

A tetejére teszünk egy marék kelkáposztát, és megtöltjük a lassú tűzhelyet.

Ha nem tudja egyszerre bevinni az egészet, először hagyja főni az első adagot, és adjon hozzá több káposztát.

3-4 órán át főzzük közepes lángon, amíg az édesburgonya megpuhul.

Az oldalát lekaparjuk és tálaljuk.

Jalapeno vízitorma és paszternák

ÖSSZETEVŐK

1 ½ font paszternák, meghámozva és 1 hüvelykes darabokra vágva

½ vöröshagyma, vékonyra szeletelve

csésze vizet

½ zöldségkocka, morzsolva

1 evőkanál. Extra szűz olívaolaj

½ teáskanál kömény

½ teáskanál jalapeno bors, apróra vágva

1 ancho paprika, apróra vágva

fekete bors

½ kiló vízitorma, durvára vágva

Az utolsó kivételével az összes hozzávalót lassú tűzhelybe tesszük.

A tetejére teszünk egy marék spenótot, és leállítjuk a lassú tűzhelyet.

Ha nem fér bele egyszerre, akkor először az első adagot főzd meg, és adj hozzá több spenótot.

3-4 órán át főzzük közepes lángon, amíg a paszternák megpuhul.

Az oldalát lekaparjuk és tálaljuk.

Vízitorma és brokkoli chilis-fokhagymás szószban

ÖSSZETEVŐK

1 ½ font sárgarépa, meghámozva és 1 hüvelykes darabokra vágva

1/2 font brokkoli, meghámozva és 1 hüvelykes darabokra vágva

½ hagyma, vékonyra szeletelve

csésze vizet

½ zöldségkocka, morzsolva

1 evőkanál. szezámolaj

½ teáskanál fokhagymás bors szósz

½ teáskanál Zöld-citrom lé

½ teáskanál apróra vágott zöldhagyma

fekete bors

½ kiló vízitorma, durvára vágva

Az utolsó kivételével az összes hozzávalót lassú tűzhelybe tesszük.

Tegyünk a tetejére egy marék vízitormát, és állítsuk le a lassú tűzhelyet.

Ha nem tudja egyszerre beletenni az egészet, először hagyja főni az első adagot, és adjon hozzá még vízitormát.

3-4 órán át főzzük közepes lángon, amíg a sárgarépa megpuhul.

Az oldalát lekaparjuk és tálaljuk.

Fűszeres kínai kel és brokkoli

ÖSSZETEVŐK

1 font brokkoli, meghámozva és 1 hüvelykes darabokra vágva

1/2 kiló gomba, szeletelve

½ hagyma, vékonyra szeletelve

csésze vizet

½ zöldségkocka, morzsolva

1 evőkanál. szezámolaj

½ teáskanál kínai ötfűszeres por

½ teáskanál szecsuáni bors

½ teáskanál csípős paprikapor

fekete bors

½ font bok choy, durvára vágva

Az utolsó kivételével az összes hozzávalót lassú tűzhelybe tesszük.

A tetejére teszünk egy marék bok choy-t, és megtöltjük a lassú tűzhelyet.

Ha nem tudja egyszerre bevinni az egészet, először hagyja főni az első adagot, és adjon hozzá még bok choyt.

3-4 órán át főzzük közepes lángon, amíg a brokkoli megpuhul.

Az oldalát lekaparjuk és tálaljuk.

Spenót és Shitake gomba

ÖSSZETEVŐK

1 ½ font karfiol, meghámozva és 1 hüvelykes darabokra vágva

½ font shitake gomba, szeletelve

½ vöröshagyma, vékonyra szeletelve

csésze zöldségleves

2 evőkanál. szezámmag olaj

½ teáskanál ecet

½ teáskanál fokhagyma, darált

fekete bors

½ kiló friss spenót, durvára vágva

Az utolsó kivételével az összes hozzávalót lassú tűzhelybe tesszük.

A tetejére teszünk egy marék spenótot, és leállítjuk a lassú tűzhelyet.

Ha nem fér bele egyszerre, akkor először az első adagot főzd meg, és adj hozzá több spenótot.

3-4 órán át főzzük közepes lángon, amíg a karfiol megpuhul.

Az oldalát lekaparjuk és tálaljuk.

Spenót és burgonya pestoval

ÖSSZETEVŐK

1 ½ font burgonya, meghámozva és 1 hüvelykes darabokra vágva

½ hagyma, vékonyra szeletelve

csésze zöldségleves

1 evőkanál. Extra szűz olívaolaj

2 evőkanál. Pesto szósz

fekete bors

½ kiló friss spenót, durvára vágva

Az utolsó kivételével az összes hozzávalót lassú tűzhelybe tesszük.

A tetejére teszünk egy marék spenótot, és leállítjuk a lassú tűzhelyet.

Ha nem fér bele egyszerre, akkor először az első adagot főzd meg, és adj hozzá több spenótot.

3-4 órán keresztül közepes lángon főzzük, amíg a burgonya megpuhul.

Az oldalát lekaparjuk és tálaljuk.

Édesburgonya curryvel és kelkáposztával

ÖSSZETEVŐK

1 ½ font édesburgonya, meghámozva és 1 hüvelykes darabokra vágva

½ hagyma, vékonyra szeletelve

csésze zöldségleves

1 evőkanál. Extra szűz olívaolaj

2 evőkanál. vörös curry por

fekete bors

½ kiló friss káposzta, durvára vágva

Az utolsó kivételével az összes hozzávalót lassú tűzhelybe tesszük.

A tetejére teszünk egy marék káposztát, és leállítjuk a lassú tűzhelyet.

Ha nem tudja egyszerre bevinni az egészet, először hagyja főni az első adagot, és adjon hozzá több káposztát.

3-4 órán át főzzük közepes lángon, amíg az édesburgonya megpuhul.

Az oldalát lekaparjuk és tálaljuk.

Fehérrépa és fehérrépa pestoval

ÖSSZETEVŐK

1 ½ font fehérrépa, meghámozva és 1 hüvelykes darabokra vágva

½ hagyma, vékonyra szeletelve

csésze zöldségleves

1 evőkanál. Extra szűz olívaolaj

2 evőkanál. Pesto szósz

fekete bors

½ font friss fehérrépa, durvára vágva

Az utolsó kivételével az összes hozzávalót lassú tűzhelybe tesszük.

Díszítsük egy marék fehérrépával, és állítsuk le a lassú tűzhelyet.

Ha nem fér bele egyszerre, akkor először az első adagot főzze meg, és adjon hozzá több fehérrépát.

3-4 órán keresztül közepes lángon főzzük, amíg a fehérrépa megpuhul.

Az oldalát lekaparjuk és tálaljuk.

Mangold és sárgarépa pestoval

ÖSSZETEVŐK

1 ½ font sárgarépa, meghámozva és 1 hüvelykes darabokra vágva

½ vöröshagyma, vékonyra szeletelve

csésze zöldségleves

2 evőkanál. Extra szűz olívaolaj

3 evőkanál. Pesto szósz

fekete bors

½ kiló friss cékla, durvára vágva

Az utolsó kivételével az összes hozzávalót lassú tűzhelybe tesszük.

Tegyünk a tetejére egy marék mángoldot, és állítsuk le a lassú tűzhelyet.

Ha nem tudja egyszerre beletenni az egészet, először hagyja főni az első adagot, és adjon hozzá több mángoldot.

3-4 órán át főzzük közepes lángon, amíg a sárgarépa megpuhul.

Az oldalát lekaparjuk és tálaljuk.

Kínai kel és sárgarépa chilis és fokhagymás szószban

ÖSSZETEVŐK

1 ½ font sárgarépa, meghámozva és 1 hüvelykes darabokra vágva

½ hagyma, vékonyra szeletelve

csésze zöldségleves

1 evőkanál. szezámolaj

4 gerezd fokhagyma, felaprítva

2 evőkanál. fokhagymás chili szósz

fekete bors

½ font friss Bok Choy, durvára vágva

Az utolsó kivételével az összes hozzávalót lassú tűzhelybe tesszük.

A tetejére teszünk egy marék Bok Choy-t, és megtöltjük a lassú tűzhelyet.

Ha nem fér bele egyszerre, először az első adagot főzze meg, és adjon hozzá több Bok Choyt.

3-4 órán át főzzük közepes lángon, amíg a sárgarépa megpuhul.

Az oldalát lekaparjuk és tálaljuk.

lassú tűzön főtt fehérrépa és paszternák

ÖSSZETEVŐK

1 ½ font paszternák, meghámozva és 1 hüvelykes darabokra vágva

½ hagyma, vékonyra szeletelve

csésze zöldségleves

1 evőkanál. Extra szűz olívaolaj

fekete bors

½ font friss fehérrépa, durvára vágva

Az utolsó kivételével az összes hozzávalót lassú tűzhelybe tesszük.

A tetejére teszünk egy marék spenótot, és leállítjuk a lassú tűzhelyet.

Ha nem fér bele egyszerre, akkor először az első adagot főzd meg, és adj hozzá több spenótot.

3-4 órán keresztül közepes lángon főzzük, amíg a burgonya megpuhul.

Az oldalát lekaparjuk és tálaljuk.

Káposzta és brokkoli lassú tűzön főzve

ÖSSZETEVŐK

1½ kiló brokkoli rózsa

½ hagyma, vékonyra szeletelve

csésze zöldségleves

1 evőkanál. Extra szűz olívaolaj

2 evőkanál. Pesto szósz

fekete bors

½ kiló friss káposzta, durvára vágva

Az utolsó kivételével az összes hozzávalót lassú tűzhelybe tesszük.

A tetejére teszünk egy marék kelkáposztát, és megtöltjük a lassú tűzhelyet.

Ha nem tudja egyszerre bevinni az egészet, először hagyja főni az első adagot, és adjon hozzá több káposztát.

3-4 órán át főzzük közepes lángon, amíg a brokkoli virágok megpuhulnak.

Az oldalát lekaparjuk és tálaljuk.

Endívia és pestoval főtt sárgarépa

ÖSSZETEVŐK

1 ½ font sárgarépa, meghámozva és 1 hüvelykes darabokra vágva

½ hagyma, vékonyra szeletelve

csésze zöldségleves

1 evőkanál. Extra szűz olívaolaj

2 evőkanál. Pesto szósz

fekete bors

½ font friss endívia, durvára vágva

Az utolsó kivételével az összes hozzávalót lassú tűzhelybe tesszük.

Tegyünk rá egy marék endíviát, és állítsuk le a lassú tűzhelyet.

Ha nem fér bele egyszerre, először az első adagot főzd meg, és adj hozzá még endíviát.

3-4 órán át főzzük közepes lángon, amíg a sárgarépa megpuhul.

Az oldalát lekaparjuk és tálaljuk.

Római saláta és kelbimbó lassú főzésben

ÖSSZETEVŐK

1½ font kelbimbó

½ hagyma, vékonyra szeletelve

csésze zöldségleves

1 evőkanál. Extra szűz olívaolaj

fekete bors

½ font friss római saláta, durvára vágva

Az utolsó kivételével az összes hozzávalót lassú tűzhelybe tesszük.

A tetejére teszünk egy marék salátát, és leállítjuk a lassú tűzhelyet.

Ha nem fér bele az egész egyszerre, először hagyja főni az első adagot, és adjon hozzá több római salátát.

3 órán át főzzük közepes lángon, amíg a kelbimbó megpuhul.

Az oldalát lekaparjuk és tálaljuk.

Endívia és lassan főtt burgonya

ÖSSZETEVŐK

1 ½ font burgonya, meghámozva és 1 hüvelykes darabokra vágva

½ hagyma, vékonyra szeletelve

csésze zöldségleves

1 evőkanál. Extra szűz olívaolaj

1 teáskanál. Olasz fűszerezés

fekete bors

½ font friss endívia, durvára vágva

Az utolsó kivételével az összes hozzávalót lassú tűzhelybe tesszük.

A tetejére teszünk egy marék spenótot, és leállítjuk a lassú tűzhelyet.

Ha nem fér bele egyszerre, akkor először az első adagot főzd meg, és adj hozzá több spenótot.

3-4 órán keresztül közepes lángon főzzük, amíg a burgonya megpuhul.

Az oldalát lekaparjuk és tálaljuk.

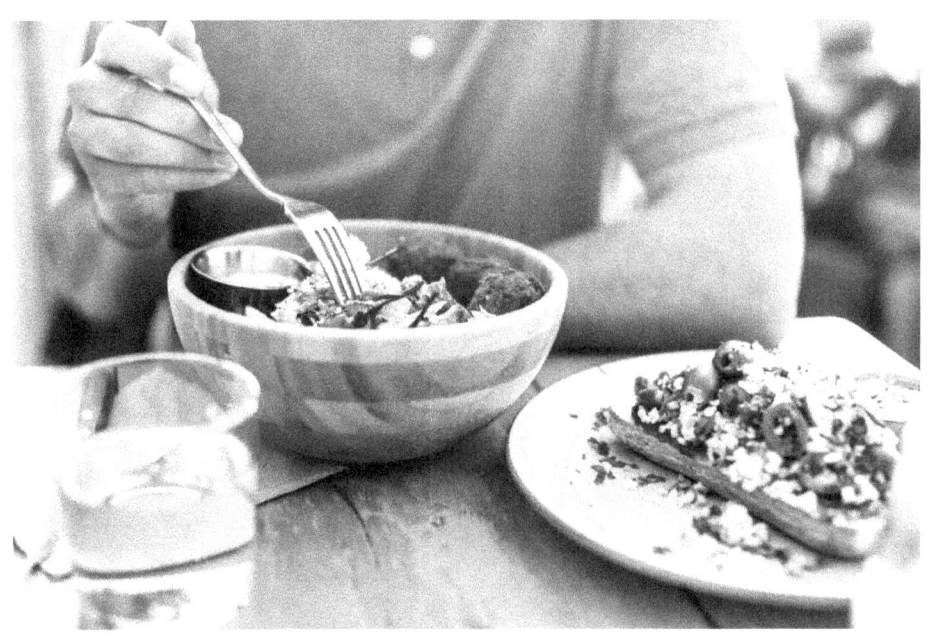

Vegán vegán vajjal lassan főtt cékla és fehérrépa

ÖSSZETEVŐK

1 ½ font fehérrépa, meghámozva és 1 hüvelykes darabokra vágva

½ hagyma, vékonyra szeletelve

csésze zöldségleves

4 evőkanál. vegán vaj vagy margarin

2 evőkanál. Zöld-citrom lé

3 gerezd fokhagyma, felaprítva

fekete bors

½ font friss fehérrépa, durvára vágva

Az utolsó kivételével az összes hozzávalót lassú tűzhelybe tesszük.

Díszítsük egy marék fehérrépával, és töltsük meg a lassú tűzhelyet.

Ha nem fér bele egyszerre, akkor először az első adagot főzd meg, és adj hozzá több fehérrépát.

3-4 órán keresztül közepes lángon főzzük, amíg a fehérrépa megpuhul.

Az oldalát lekaparjuk és tálaljuk.

Vegán vajban párolt káposzta és paszternák

ÖSSZETEVŐK

1 ½ font paszternák, meghámozva és 1 hüvelykes darabokra vágva

½ hagyma, vékonyra szeletelve

csésze zöldségleves

4 evőkanál. olvasztott vegán vaj

2 evőkanál. citromlé

fekete bors

½ kiló friss káposzta, durvára vágva

Az utolsó kivételével az összes hozzávalót lassú tűzhelybe tesszük.

A tetejére teszünk egy marék kelkáposztát, és megtöltjük a lassú tűzhelyet.

Ha nem tudja egyszerre bevinni az egészet, először hagyja főni az első adagot, és adjon hozzá több káposztát.

3-4 órán át főzzük közepes lángon, amíg a paszternák megpuhul.

Az oldalát lekaparjuk és tálaljuk.

Lassan főtt spenót és sárgarépa kínai stílusban
ÖSSZETEVŐK

1 ½ font sárgarépa, meghámozva és 1 hüvelykes darabokra vágva

½ hagyma, vékonyra szeletelve

csésze zöldségleves

1 evőkanál. szezámolaj

2 evőkanál. hoisin szósz

fekete bors

½ kiló friss spenót, durvára vágva

Az utolsó kivételével az összes hozzávalót lassú tűzhelybe tesszük.

A tetejére teszünk egy marék spenótot, és leállítjuk a lassú tűzhelyet.

Ha nem fér bele egyszerre, akkor először az első adagot főzd meg, és adj hozzá több spenótot.

3-4 órán át főzzük közepes lángon, amíg a sárgarépa megpuhul.

Az oldalát lekaparjuk és tálaljuk.

Kínai kel és lassan főtt sárgarépa

ÖSSZETEVŐK

1 ½ font sárgarépa, meghámozva és 1 hüvelykes darabokra vágva

½ hagyma, vékonyra szeletelve

csésze zöldségleves

1 evőkanál. szezámolaj

1 evőkanál. repceolaj

2 evőkanál. hoisin szósz

fekete bors

½ font friss Bok Choy, durvára vágva

Az utolsó kivételével az összes hozzávalót lassú tűzhelybe tesszük.

A tetejére teszünk egy marék bok choy-t, és megtöltjük a lassú tűzhelyet.

Ha nem tudja egyszerre bevinni az egészet, először hagyja főni az első adagot, és adjon hozzá még bok choyt.

3-4 órán át főzzük közepes lángon, amíg a sárgarépa megpuhul.

Az oldalát lekaparjuk és tálaljuk.

Mikrozöldségek és burgonya lassú főzése

ÖSSZETEVŐK

1 ½ font burgonya, meghámozva és 1 hüvelykes darabokra vágva

½ hagyma, vékonyra szeletelve

csésze zöldségleves

2 evőkanál. Extra szűz olívaolaj

1 teáskanál. annatto magvak

1 teáskanál. kömény

1 teáskanál. Zöld-citrom lé

fekete bors

½ font friss mikrozöld, durvára vágva

Az utolsó kivételével az összes hozzávalót lassú tűzhelybe tesszük.

Tegyünk a tetejére egy marék mikrozöldséget, és állítsuk le a lassú tűzhelyet.

Ha nem fér bele egyszerre, akkor először az első adagot főzd meg, és adj hozzá még mikrozöldet.

3-4 órán keresztül közepes lángon főzzük, amíg a burgonya megpuhul.

Az oldalát lekaparjuk és tálaljuk.

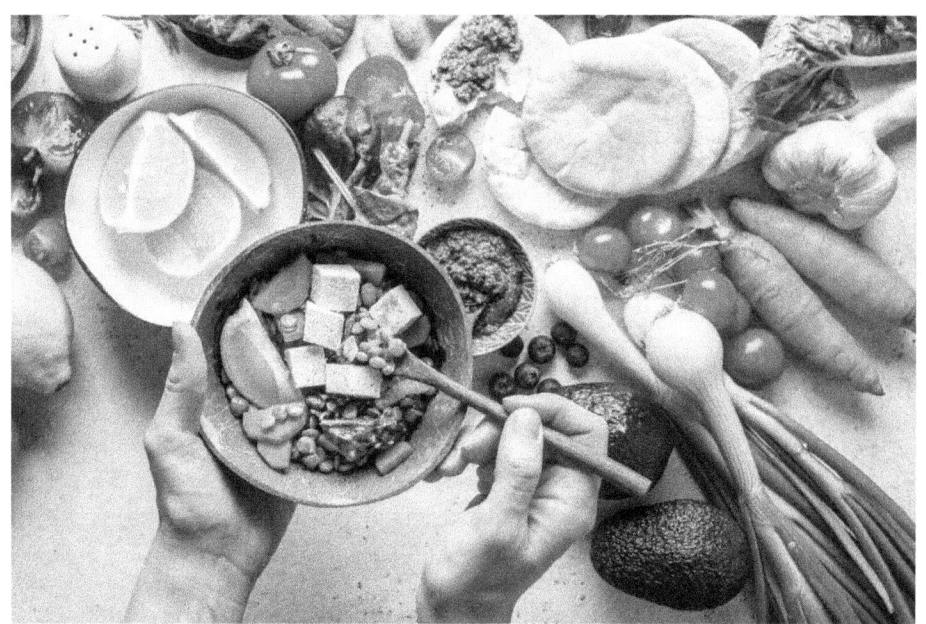

Lassan főtt zöldségek és burgonya

ÖSSZETEVŐK

1 ½ font édesburgonya, meghámozva és 1 hüvelykes darabokra vágva

½ hagyma, vékonyra szeletelve

csésze zöldségleves

1 evőkanál. Extra szűz olívaolaj

2 evőkanál. Pesto szósz

fekete bors

½ kiló friss káposzta, durvára vágva

Az utolsó kivételével az összes hozzávalót lassú tűzhelybe tesszük.

A tetejére teszünk egy marék káposztát, és leállítjuk a lassú tűzhelyet.

Ha nem tudja egyszerre bevinni az egészet, először hagyja főni az első adagot, és adjon hozzá több káposztát.

3-4 órán át főzzük közepes lángon, amíg az édesburgonya megpuhul.

Az oldalát lekaparjuk és tálaljuk.

Lila káposzta és lassan főtt burgonya

ÖSSZETEVŐK

1 ½ font burgonya, meghámozva és 1 hüvelykes darabokra vágva

½ hagyma, vékonyra szeletelve

csésze zöldségleves

1 evőkanál. Extra szűz olívaolaj

fekete bors

½ font friss lila káposzta, durvára vágva

Az utolsó kivételével az összes hozzávalót lassú tűzhelybe tesszük.

A tetejére teszünk egy marék lila káposztát, és leállítjuk a lassú tűzhelyet.

Ha nem tudja egyszerre bevinni az egészet, először hagyja főni az első adagot, és adjon hozzá még lila káposztát.

3-4 órán keresztül közepes lángon főzzük, amíg a burgonya megpuhul.

Az oldalát lekaparjuk és tálaljuk.

Lassan főtt káposzta és sárgarépa

ÖSSZETEVŐK

1 ½ font sárgarépa, meghámozva és 1 hüvelykes darabokra vágva

½ hagyma, vékonyra szeletelve

csésze zöldségleves

1 evőkanál. Extra szűz olívaolaj

fekete bors

½ kiló friss káposzta, durvára vágva

Az utolsó kivételével az összes hozzávalót lassú tűzhelybe tesszük.

Fedjük le egy marék káposztával, és állítsuk le a lassú tűzhelyet.

Ha nem tudja egyszerre bevinni az egészet, először hagyja főni az első adagot, és adjon hozzá több káposztát.

3-4 órán át főzzük közepes lángon, amíg a sárgarépa megpuhul.

Az oldalát lekaparjuk és tálaljuk.

Lassan főtt endívia pesto szószban

ÖSSZETEVŐK

1 ½ font burgonya, meghámozva és 1 hüvelykes darabokra vágva

½ hagyma, vékonyra szeletelve

csésze zöldségleves

1 evőkanál. Extra szűz olívaolaj

2 evőkanál. Pesto szósz

fekete bors

½ font friss endívia, durvára vágva

Az utolsó kivételével az összes hozzávalót lassú tűzhelybe tesszük.

Tegyünk rá egy marék endíviát, és állítsuk le a lassú tűzhelyet.

Ha nem fér bele egyszerre, először az első adagot főzd meg, és adj hozzá még endíviát.

3-4 órán keresztül közepes lángon főzzük, amíg a burgonya megpuhul.

Az oldalát lekaparjuk és tálaljuk.

Lassan főtt fehérrépa pestoval

ÖSSZETEVŐK

1 ½ font burgonya, meghámozva és 1 hüvelykes darabokra vágva

½ hagyma, vékonyra szeletelve

csésze zöldségleves

1 evőkanál. Extra szűz olívaolaj

2 evőkanál. Pesto szósz

fekete bors

½ font friss fehérrépa, durvára vágva

Az utolsó kivételével az összes hozzávalót lassú tűzhelybe tesszük.

Díszítsük egy marék fehérrépával, és töltsük meg a lassú tűzhelyet.

Ha nem fér bele egyszerre, akkor először az első adagot főzd meg, és adj hozzá több fehérrépát.

3-4 órán keresztül közepes lángon főzzük, amíg a burgonya megpuhul.

Az oldalát lekaparjuk és tálaljuk.

Lassan főtt kínai kel, sárgabab szószban

ÖSSZETEVŐK

1 ½ font fehérrépa, meghámozva és 1 hüvelykes darabokra vágva

½ hagyma, vékonyra szeletelve

csésze zöldségleves

1 evőkanál. szezámmag olaj

2 evőkanál. apróra vágott zöldhagyma, apróra vágva

4 evőkanál. fokhagyma, finomra vágva

2 evőkanál. Kínai sárgabab szósz

fekete bors

½ font friss bok choy, durvára vágva

Az utolsó kivételével az összes hozzávalót lassú tűzhelybe tesszük.

A tetejére teszünk egy marék bok choy-t, és megtöltjük a lassú tűzhelyet.

Ha nem tudja egyszerre bevinni az egészet, először hagyja főni az első adagot, és adjon hozzá még bok choyt.

3-4 órán keresztül közepes lángon főzzük, amíg a fehérrépa megpuhul.

Az oldalát lekaparjuk és tálaljuk.

fehérrépa tetejét és pesto főtt burgonyát

ÖSSZETEVŐK

1 ½ font burgonya, meghámozva és 1 hüvelykes darabokra vágva

½ hagyma, vékonyra szeletelve

csésze zöldségleves

1 evőkanál. Extra szűz olívaolaj

2 evőkanál. Pesto szósz

fekete bors

½ font friss fehérrépa, durvára vágva

Az utolsó kivételével az összes hozzávalót lassú tűzhelybe tesszük.

Díszítsük egy marék fehérrépával, és töltsük meg a lassú tűzhelyet.

Ha nem fér bele egyszerre, akkor először az első adagot főzd meg, és adj hozzá több fehérrépát.

3-4 órán keresztül közepes lángon főzzük, amíg a burgonya megpuhul.

Az oldalát lekaparjuk és tálaljuk.

Sült Shitake gomba koktélparadicsommal

összetevőket

1 kiló fehérrépa, félbevágva

2 evőkanál extra szűz olívaolaj

1/2 font shitake gomba

8 gerezd hámozatlan fokhagyma

3 evőkanál szezámolaj

tengeri só és őrölt fekete bors ízlés szerint

1/4 font koktélparadicsom

3 evőkanál pörkölt kesudió

1/4 kiló spenót, vékonyra szeletelve

Melegítsük elő a sütőt 425 F fokra.

A burgonyát egy serpenyőbe terítjük

Meglocsoljuk 2 evőkanál olajjal, és 15 percig sütjük, egyszer megforgatva.

Add hozzá a gombát, a szár felével felfelé

Adjuk hozzá a fokhagymagerezdeket a serpenyőbe, és pirítsuk enyhén aranybarnára

Ízesítsük 1 evőkanál szezámolajjal, ízesítsük tengeri sóval és fekete borssal.

Tegyük vissza a sütőbe és süssük 5 percig.

Adjunk hozzá koktélparadicsomot a serpenyőbe.

Visszatesszük a sütőbe, és 5 percig sütjük, amíg a gomba megpuhul.

Szórjuk rá a kesudiót a burgonyára és a gombára.

Spenóttal tálaljuk.

Sült paszternák és gomba makadámdióval

összetevőket

1 kiló paszternák, félbevágva

2 evőkanál extra szűz olívaolaj

1/2 font gomba gomba

8 gerezd hámozatlan fokhagyma

2 evőkanál apróra vágott friss kakukkfű

1 evőkanál extra szűz olívaolaj

tengeri só és őrölt fekete bors ízlés szerint

1/4 font koktélparadicsom

3 evőkanál pörkölt makadámdió

1/4 kiló spenót, vékonyra szeletelve

Melegítsük elő a sütőt 425 F fokra.

Egy serpenyőben terítsd el a paszternákokat

Meglocsoljuk 2 evőkanál olívaolajjal, és 15 percig főzzük, egyszer megforgatva.

Add hozzá a gombát, a szár felével felfelé

Adjuk hozzá a fokhagymagerezdeket a serpenyőbe, és pirítsuk enyhén aranybarnára

Megszórjuk kakukkfűvel.

Ízesítsük 1 evőkanál olívaolajjal, ízesítsük tengeri sóval és fekete borssal.

Tegyük vissza a sütőbe és süssük 5 percig.

Adjunk hozzá koktélparadicsomot a serpenyőbe.

Visszatesszük a sütőbe, és 5 percig sütjük, amíg a gomba megpuhul.

Szórjuk meg a makadámdiót a burgonyára és a gombára.

Spenóttal tálaljuk.

Sült gomba koktélparadicsommal és fenyőmaggal

összetevőket

1 kiló burgonya, félbevágva

2 evőkanál extra szűz olívaolaj

1/2 font gomba gomba

8 gerezd hámozatlan fokhagyma

2 tk. kömény

1 teáskanál. annatto magvak

½ teáskanál Cayenne-i bors

1 evőkanál extra szűz olívaolaj

tengeri só és őrölt fekete bors ízlés szerint

1/4 font koktélparadicsom

3 evőkanál pirított fenyőmag

1/4 kiló spenót, vékonyra szeletelve

Melegítsük elő a sütőt 425 F fokra.

A burgonyát egy serpenyőbe terítjük

Meglocsoljuk 2 evőkanál olívaolajjal, és 15 percig főzzük, egyszer megforgatva.

Add hozzá a gombát, a szár felével felfelé

Adjuk hozzá a fokhagymagerezdeket a serpenyőbe, és pirítsuk enyhén aranybarnára

Megszórjuk köménnyel, cayenne borssal és annatto magokkal.

Ízesítsük 1 evőkanál olívaolajjal, ízesítsük tengeri sóval és fekete borssal.

Tegyük vissza a sütőbe és süssük 5 percig.

Adjunk hozzá koktélparadicsomot a serpenyőbe.

Visszatesszük a sütőbe, és 5 percig sütjük, amíg a gomba megpuhul.

A burgonyára és a gombára szórjuk a fenyőmagot.

Spenóttal tálaljuk.

Sült curry burgonya

ÖSSZETEVŐK

1 ½ font burgonya, meghámozva és 1 hüvelykes darabokra vágva

½ hagyma, vékonyra szeletelve

csésze vizet

½ zöldségkocka, morzsolva

1 evőkanál. Extra szűz olívaolaj

½ teáskanál kömény

½ teáskanál őrölt koriander

½ teáskanál garam masala

½ teáskanál csípős paprikapor

fekete bors

½ kiló friss spenót, durvára vágva

Az utolsó kivételével az összes hozzávalót lassú tűzhelybe tesszük.

A tetejére teszünk egy marék spenótot, és leállítjuk a lassú tűzhelyet.

Ha nem fér bele egyszerre, akkor először az első adagot főzd meg, és adj hozzá több spenótot.

3-4 órán keresztül közepes lángon főzzük, amíg a burgonya megpuhul.

Az oldalát lekaparjuk és tálaljuk.

Sült spenót és paszternák

ÖSSZETEVŐK

1 ½ font paszternák, meghámozva és 1 hüvelykes darabokra vágva

½ vöröshagyma, vékonyra szeletelve

csésze vizet

½ zöldségkocka, morzsolva

1 evőkanál. Extra szűz olívaolaj

½ teáskanál kömény

½ teáskanál annatto mag

½ teáskanál cayenne bors

½ teáskanál csípős paprikapor

fekete bors

½ kiló friss spenót, durvára vágva

Az utolsó kivételével az összes hozzávalót lassú tűzhelybe tesszük.

A tetejére teszünk egy marék spenótot, és leállítjuk a lassú tűzhelyet.

Ha nem fér bele egyszerre, akkor először az első adagot főzd meg, és adj hozzá több spenótot.

3-4 órán keresztül közepes lángon főzzük, amíg a burgonya megpuhul.

Az oldalát lekaparjuk és tálaljuk.

Sült káposzta és édesburgonya

ÖSSZETEVŐK

1 ½ font édesburgonya, meghámozva és 1 hüvelykes darabokra vágva

½ hagyma, vékonyra szeletelve

csésze vizet

½ zöldségkocka, morzsolva

1 evőkanál. Extra szűz olívaolaj

½ teáskanál kömény

½ teáskanál jalapeno bors, apróra vágva

½ teáskanál paprika

½ teáskanál csípős paprikapor

fekete bors

½ kiló friss káposzta, durvára vágva

Az utolsó kivételével az összes hozzávalót lassú tűzhelybe tesszük.

A tetejére teszünk egy marék kelkáposztát, és megtöltjük a lassú tűzhelyet.

Ha nem tudja egyszerre bevinni az egészet, először hagyja főni az első adagot, és adjon hozzá több káposztát.

3-4 órán keresztül közepes lángon főzzük, amíg a burgonya megpuhul.

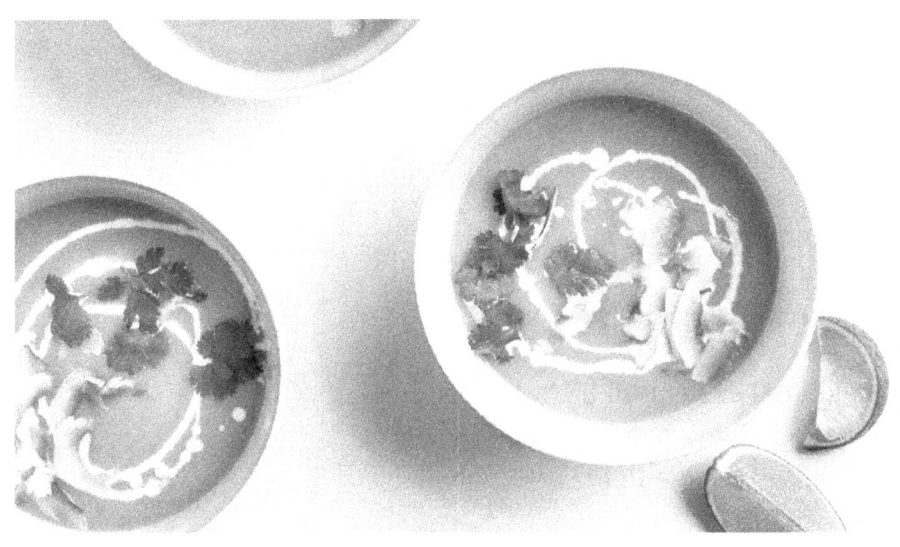

Szecsuáni stílusú sült vízitorma és sárgarépa

ÖSSZETEVŐK

1 ½ font sárgarépa, meghámozva és 1 hüvelykes darabokra vágva

½ vöröshagyma, vékonyra szeletelve

csésze vizet

½ zöldségkocka, morzsolva

1 evőkanál. szezámolaj

½ teáskanál 5 kínai fűszerpor

½ teáskanál szecsuáni bors

½ teáskanál csípős paprikapor

fekete bors

½ font édesvízitorma, durvára vágva

Az utolsó kivételével az összes hozzávalót lassú tűzhelybe tesszük.

Tegyünk a tetejére egy marék vízitormát, és állítsuk le a lassú tűzhelyet.

Ha nem tudja egyszerre beletenni az egészet, először hagyja főni az első adagot, és adjon hozzá még vízitormát.

3-4 órán át főzzük közepes lángon, amíg a sárgarépa megpuhul.

Fűszeres és fűszeres sült hagyma és fehérrépa

ÖSSZETEVŐK

1 ½ font fehérrépa, meghámozva és 1 hüvelykes darabokra vágva

½ hagyma, vékonyra szeletelve

csésze vizet

½ zöldségkocka, morzsolva

1 evőkanál. Extra szűz olívaolaj

½ teáskanál kömény

½ teáskanál annatto mag

½ teáskanál cayenne bors

½ teáskanál lime lé

fekete bors

½ kiló friss spenót, durvára vágva

Az utolsó kivételével az összes hozzávalót lassú tűzhelybe tesszük.

A tetejére teszünk egy marék spenótot, és leállítjuk a lassú tűzhelyet.

Ha nem fér bele egyszerre, akkor először az első adagot főzd meg, és adj hozzá több spenótot.

3-4 órán át főzzük közepes lángon, amíg a gyökérzöldségek megpuhulnak.

Curry sárgarépa

ÖSSZETEVŐK

1 ½ font sárgarépa, meghámozva és 1 hüvelykes darabokra vágva

½ hagyma, vékonyra szeletelve

csésze vizet

½ zöldségkocka, morzsolva

1 evőkanál. Extra szűz olívaolaj

½ teáskanál kömény

½ teáskanál őrölt koriander

½ teáskanál garam masala

½ teáskanál csípős paprikapor

fekete bors

½ kiló friss káposzta, durvára vágva

Az utolsó kivételével az összes hozzávalót lassú tűzhelybe tesszük.

A tetejére teszünk egy marék kelkáposztát, és megtöltjük a lassú tűzhelyet.

Ha nem tudja egyszerre bevinni az egészet, először hagyja főni az első adagot, és adjon hozzá több káposztát.

3-4 órán át főzzük közepes lángon, amíg a gyökérzöldségek megpuhulnak.

Fűszeres pörkölt spenót és hagyma

ÖSSZETEVŐK

1 ½ font sárgarépa, meghámozva és 1 hüvelykes darabokra vágva

½ hagyma, vékonyra szeletelve

csésze vizet

½ zöldségkocka, morzsolva

1 evőkanál. Extra szűz olívaolaj

½ teáskanál kömény

½ teáskanál annatto mag

½ teáskanál cayenne bors

½ teáskanál lime lé

fekete bors

½ kiló friss spenót, durvára vágva

Az utolsó kivételével az összes hozzávalót lassú tűzhelybe tesszük.

A tetejére teszünk egy marék spenótot, és leállítjuk a lassú tűzhelyet.

Ha nem fér bele egyszerre, akkor először az első adagot főzd meg, és adj hozzá több spenótot.

3-4 órán át főzzük közepes lángon, amíg a gyökérzöldségek megpuhulnak.

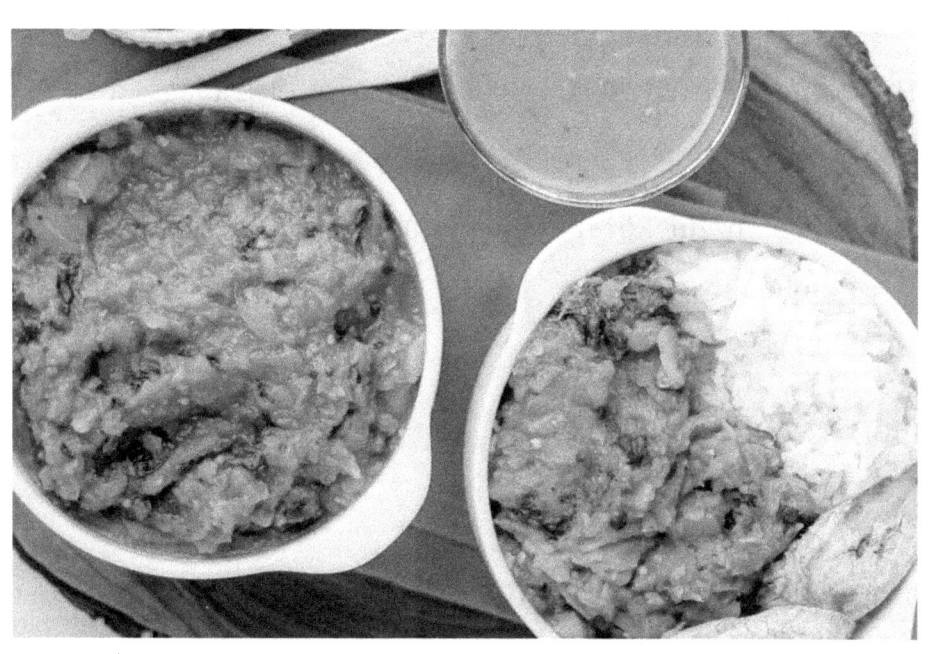

Sült édesburgonya és spenót

ÖSSZETEVŐK

1 ½ font édesburgonya, meghámozva és 1 hüvelykes darabokra vágva

½ hagyma, vékonyra szeletelve

csésze vizet

½ zöldségkocka, morzsolva

2 evőkanál. vegán vaj vagy margarin

½ teáskanál Provence-i gyógynövények

½ teáskanál kakukkfű

½ teáskanál csípős paprikapor

fekete bors

½ kiló friss spenót, durvára vágva

Az utolsó kivételével az összes hozzávalót lassú tűzhelybe tesszük.

A tetejére teszünk egy marék spenótot, és leállítjuk a lassú tűzhelyet.

Ha nem fér bele egyszerre, akkor először az első adagot főzd meg, és adj hozzá több spenótot.

3-4 órán keresztül közepes lángon főzzük, amíg a burgonya megpuhul.

Sült fehérrépa, hagyma és spenót

ÖSSZETEVŐK

1 ½ font fehérrépa, meghámozva és 1 hüvelykes darabokra vágva

½ hagyma, vékonyra szeletelve

csésze vizet

½ zöldségkocka, morzsolva

1 evőkanál. Extra szűz olívaolaj

2 tk. fokhagyma, darált

½ teáskanál lime lé

½ teáskanál csípős paprikapor

fekete bors

½ kiló friss spenót, durvára vágva

Az utolsó kivételével az összes hozzávalót lassú tűzhelybe tesszük.

A tetejére teszünk egy marék spenótot, és leállítjuk a lassú tűzhelyet.

Ha nem fér bele egyszerre, akkor először az első adagot főzd meg, és adj hozzá több spenótot.

3-4 órán keresztül közepes lángon főzzük, amíg a fehérrépa megpuhul.

Vízitorma és sült vegán vajas sárgarépa

ÖSSZETEVŐK

1 ½ font sárgarépa, meghámozva és 1 hüvelykes darabokra vágva

½ hagyma, vékonyra szeletelve

csésze vizet

½ zöldségkocka, morzsolva

1 evőkanál. vegán vaj/margarin

1 teáskanál fokhagyma, darálva

½ teáskanál citromlé

fekete bors

½ font édesvízitorma, durvára vágva

Az utolsó kivételével az összes hozzávalót lassú tűzhelybe tesszük.

Tegyünk a tetejére egy marék vízitormát, és állítsuk le a lassú tűzhelyet.

Ha nem tudja egyszerre beletenni az egészet, először hagyja főni az első adagot, és adjon hozzá még vízitormát.

3-4 órán át főzzük közepes lángon, amíg a sárgarépa megpuhul.

Sült brokkoli és spenót

ÖSSZETEVŐK

1½ kiló brokkoli rózsa

½ hagyma, vékonyra szeletelve

csésze vizet

½ zöldségkocka, morzsolva

1 evőkanál. Extra szűz olívaolaj

½ teáskanál kömény

½ teáskanál csípős paprikapor

fekete bors

½ kiló friss spenót, durvára vágva

Az utolsó kivételével az összes hozzávalót lassú tűzhelybe tesszük.

A tetejére teszünk egy marék spenótot, és leállítjuk a lassú tűzhelyet.

Ha nem fér bele egyszerre, akkor először az első adagot főzd meg, és adj hozzá több spenótot.

3-4 órán át főzzük közepes lángon, amíg a brokkoli megpuhul.

Füstölt sült karfiol és hagyma

ÖSSZETEVŐK

1 ½ font karfiol, meghámozva és 1 hüvelykes darabokra vágva

½ vöröshagyma, vékonyra szeletelve

csésze vizet

½ zöldségkocka, morzsolva

1 evőkanál. Extra szűz olívaolaj

½ teáskanál kömény

½ teáskanál csípős paprikapor

fekete bors

½ kiló friss spenót, durvára vágva

Az utolsó kivételével az összes hozzávalót lassú tűzhelybe tesszük.

A tetejére teszünk egy marék spenótot, és leállítjuk a lassú tűzhelyet.

Ha nem fér bele egyszerre, akkor először az első adagot főzd meg, és adj hozzá több spenótot.

3-4 órán keresztül közepes lángon főzzük, amíg a burgonya megpuhul.

Pörkölt olasz cékla és kelkáposzta

ÖSSZETEVŐK

1 ½ font cékla, meghámozva és 1 hüvelykes darabokra vágva

½ vöröshagyma, vékonyra szeletelve

csésze vizet

½ zöldségkocka, morzsolva

1 evőkanál. Extra szűz olívaolaj

½ teáskanál olasz öntet

fekete bors

½ kiló friss káposzta, durvára vágva

Az utolsó kivételével az összes hozzávalót lassú tűzhelybe tesszük.

A tetejére teszünk egy marék kelkáposztát, és megtöltjük a lassú tűzhelyet.

Ha nem tudja egyszerre bevinni az egészet, először hagyja főni az első adagot, és adjon hozzá több káposztát.

3-4 órán át főzzük közepes lángon, amíg a cékla megpuhul.

Vízitorma és sült burgonya

ÖSSZETEVŐK

1 ½ font burgonya, meghámozva és 1 hüvelykes darabokra vágva

½ hagyma, vékonyra szeletelve

csésze vizet

½ zöldségkocka, morzsolva

1 evőkanál. olivaolaj

½ teáskanál darált gyömbér

2 szál citromfű

½ teáskanál zöldhagyma, apróra vágva

½ teáskanál csípős paprikapor

fekete bors

½ kiló vízitorma, durvára vágva

Az utolsó kivételével az összes hozzávalót lassú tűzhelybe tesszük.

Tegyünk a tetejére egy marék vízitormát, és állítsuk le a lassú tűzhelyet.

Ha nem tudja egyszerre beletenni az egészet, először hagyja főni az első adagot, és adjon hozzá még vízitormát.

3-4 órán keresztül közepes lángon főzzük, amíg a burgonya megpuhul.

Sült spenót olajbogyóval

ÖSSZETEVŐK

1 ½ font burgonya, meghámozva és 1 hüvelykes darabokra vágva

½ zöld olíva, vékonyra szeletelve

csésze vizet

½ zöldségkocka, morzsolva

1 evőkanál. Extra szűz olívaolaj

½ teáskanál kömény

½ teáskanál csípős paprikapor

fekete bors

½ kiló friss spenót, durvára vágva

Az utolsó kivételével az összes hozzávalót lassú tűzhelybe tesszük.

A tetejére teszünk egy marék spenótot, és leállítjuk a lassú tűzhelyet.

Ha nem fér bele egyszerre, akkor először az első adagot főzd meg, és adj hozzá több spenótot.

3-4 órán keresztül közepes lángon főzzük, amíg a burgonya megpuhul.

Sült spenót jalapeno borssal

ÖSSZETEVŐK

1½ kiló brokkoli rózsa

½ hagyma, vékonyra szeletelve

csésze vizet

½ zöldségkocka, morzsolva

1 evőkanál. Extra szűz olívaolaj

½ teáskanál kömény

8 jalapeno paprika, apróra vágva

1 ancho paprika

½ teáskanál csípős paprikapor

fekete bors

½ kiló friss spenót, durvára vágva

Az utolsó kivételével az összes hozzávalót lassú tűzhelybe tesszük.

A tetejére teszünk egy marék spenótot, és leállítjuk a lassú tűzhelyet.

Ha nem fér bele egyszerre, akkor először az első adagot főzd meg, és adj hozzá több spenótot.

3-4 órán át főzzük közepes lángon, amíg a brokkoli megpuhul.

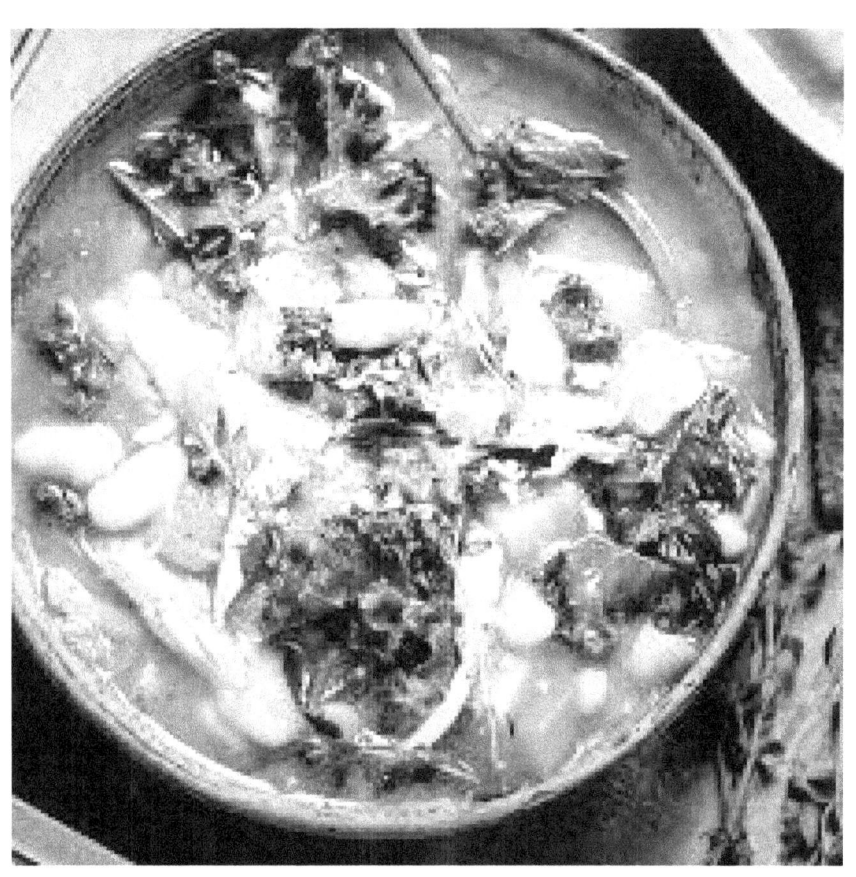

Sült spenótos curry

ÖSSZETEVŐK

1 ½ font burgonya, meghámozva és 1 hüvelykes darabokra vágva

½ hagyma, vékonyra szeletelve

csésze vizet

½ zöldségkocka, morzsolva

1 evőkanál. Extra szűz olívaolaj

½ teáskanál kömény

½ teáskanál őrölt koriander

½ teáskanál garam masala

½ teáskanál csípős paprikapor

fekete bors

½ kiló friss spenót, durvára vágva

Az utolsó kivételével az összes hozzávalót lassú tűzhelybe tesszük.

A tetejére teszünk egy marék spenótot, és leállítjuk a lassú tűzhelyet.

Ha nem fér bele egyszerre, akkor először az első adagot főzd meg, és adj hozzá több spenótot.

3-4 órán keresztül közepes lángon főzzük, amíg a burgonya megpuhul.

Sült fűszeres thai babcsíra

ÖSSZETEVŐK

1 ½ font karfiol rózsa, blansírozva (forrásban lévő vízbe áztatva, majd jeges vízbe mártva)

½ csésze babcsíra, leöblítve

½ csésze vizet

½ zöldségkocka, morzsolva

1 evőkanál. szezámolaj

½ teáskanál thai chili paszta

½ teáskanál forró Sriracha szósz

½ teáskanál csípős paprikapor

2 thai madárpaprika apróra vágva

fekete bors

½ kiló friss spenót, durvára vágva

Az utolsó kivételével az összes hozzávalót lassú tűzhelybe tesszük.

A tetejére teszünk egy marék spenótot, és leállítjuk a lassú tűzhelyet.

Ha nem fér bele egyszerre, akkor először az első adagot főzd meg, és adj hozzá több spenótot.

3-4 órán keresztül közepes lángon főzzük, amíg a burgonya megpuhul.

Fűszeres spenót és fehérrépa Szecsuánból
ÖSSZETEVŐK

1 ½ font fehérrépa, meghámozva és 1 hüvelykes darabokra vágva

½ hagyma, vékonyra szeletelve

csésze vizet

½ zöldségkocka, morzsolva

1 evőkanál. szezámolaj

½ teáskanál fokhagymás paprika paszta

½ teáskanál szecsuáni bors

1 csillagánizs

2 thai madárpaprika apróra vágva

fekete bors

½ kiló friss spenót, durvára vágva

Az utolsó kivételével az összes hozzávalót lassú tűzhelybe tesszük.

A tetejére teszünk egy marék spenótot, és leállítjuk a lassú tűzhelyet.

Ha nem fér bele egyszerre, akkor először az első adagot főzd meg, és adj hozzá több spenótot.

3-4 órán keresztül közepes lángon főzzük, amíg a fehérrépa megpuhul.

Thai vízitorma Sárgarépa és hagyma

ÖSSZETEVŐK

1 ½ font sárgarépa, meghámozva és 1 hüvelykes darabokra vágva

½ hagyma, vékonyra szeletelve

csésze vizet

½ zöldségkocka, morzsolva

1 evőkanál. Extra szűz olívaolaj

1 evőkanál. szezámolaj

½ teáskanál thai chili paszta

½ teáskanál forró Sriracha szósz

½ teáskanál csípős paprikapor

2 thai madárpaprika apróra vágva

fekete bors

½ kiló vízitorma, durvára vágva

Az utolsó kivételével az összes hozzávalót lassú tűzhelybe tesszük.

Tegyünk a tetejére egy marék vízitormát, és állítsuk le a lassú tűzhelyet.

Ha nem tudja egyszerre beletenni az egészet, először hagyja főni az első adagot, és adjon hozzá még vízitormát.

3-4 órán át főzzük közepes lángon, amíg a sárgarépa megpuhul.

Sült yam és édes burgonya

ÖSSZETEVŐK

½ font lila jam, meghámozva és 1 hüvelykes darabokra vágva

1 font édesburgonya, meghámozva és 1 hüvelykes darabokra vágva

½ hagyma, vékonyra szeletelve

csésze vizet

½ zöldségkocka, morzsolva

1 evőkanál. Extra szűz olívaolaj

fekete bors

½ kiló friss spenót, durvára vágva

Az utolsó kivételével az összes hozzávalót lassú tűzhelybe tesszük.

A tetejére teszünk egy marék spenótot, és leállítjuk a lassú tűzhelyet.

Ha nem fér bele egyszerre, akkor először az első adagot főzd meg, és adj hozzá több spenótot.

3-4 órán keresztül közepes lángon főzzük, amíg a burgonya megpuhul.

Sült Fehér Yam és Burgonya

ÖSSZETEVŐK

1/2 font burgonya, meghámozva és 1 hüvelykes darabokra vágva

½ font fehér jam, meghámozva és 1 hüvelykes darabokra vágva

1/2 font sárgarépa, meghámozva és 1 hüvelykes darabokra vágva

½ vöröshagyma, vékonyra szeletelve

csésze vizet

½ zöldségkocka, morzsolva

1 evőkanál. Extra szűz olívaolaj

½ teáskanál kömény

½ teáskanál őrölt koriander

½ teáskanál garam masala

½ teáskanál cayenne bors

fekete bors

½ kiló friss spenót, durvára vágva

Az utolsó kivételével az összes hozzávalót lassú tűzhelybe tesszük.

A tetejére teszünk egy marék spenótot, és leállítjuk a lassú tűzhelyet.

Ha nem fér bele egyszerre, akkor először az első adagot főzd meg, és adj hozzá több spenótot.

3-4 órán keresztül közepes lángon főzzük, amíg a burgonya megpuhul.

Magyar paszternák és fehérrépa

ÖSSZETEVŐK

1/2 font fehérrépa, meghámozva és 1 hüvelykes darabokra vágva

1/2 font sárgarépa, meghámozva és 1 hüvelykes darabokra vágva

1/2 font paszternák, meghámozva és 1 hüvelykes darabokra vágva

½ vöröshagyma, vékonyra szeletelve

csésze vizet

½ zöldségkocka, morzsolva

1 evőkanál. Extra szűz olívaolaj

½ teáskanál paprikapor

½ teáskanál csilipor

fekete bors

½ kiló friss spenót, durvára vágva

Az utolsó kivételével az összes hozzávalót lassú tűzhelybe tesszük.

A tetejére teszünk egy marék spenótot, és leállítjuk a lassú tűzhelyet.

Ha nem fér bele egyszerre, akkor először az első adagot főzd meg, és adj hozzá több spenótot.

3-4 órán keresztül közepes lángon főzzük, amíg a fehérrépa megpuhul.

Egyszerű sült spenót

ÖSSZETEVŐK

1 ½ font brokkoli, meghámozva és 1 hüvelykes darabokra vágva

½ vöröshagyma, vékonyra szeletelve

csésze zöldségleves

1 evőkanál. Extra szűz olívaolaj

½ teáskanál olasz öntet

½ teáskanál csípős paprikapor

fekete bors

½ kiló friss spenót, durvára vágva

Az utolsó kivételével az összes hozzávalót lassú tűzhelybe tesszük.

A tetejére teszünk egy marék spenótot, és leállítjuk a lassú tűzhelyet.

Ha nem fér bele egyszerre, akkor először az első adagot főzd meg, és adj hozzá több spenótot.

3-4 órán át főzzük közepes lángon, amíg a brokkoli megpuhul.

Délkelet-ázsiai sült spenót és sárgarépa

ÖSSZETEVŐK

1/2 font fehérrépa, meghámozva és 1 hüvelykes darabokra vágva

1/2 font sárgarépa, meghámozva és 1 hüvelykes darabokra vágva

1/2 font paszternák, meghámozva és 1 hüvelykes darabokra vágva

½ vöröshagyma, vékonyra szeletelve

½ csésze zöldségleves

1 evőkanál. Extra szűz olívaolaj

½ teáskanál darált gyömbér

2 szál citromfű

8 gerezd fokhagyma, felaprítva

fekete bors

½ kiló friss spenót, durvára vágva

Az utolsó kivételével az összes hozzávalót lassú tűzhelybe tesszük.

A tetejére teszünk egy marék spenótot, és leállítjuk a lassú tűzhelyet.

Ha nem fér bele egyszerre, akkor először az első adagot főzd meg, és adj hozzá több spenótot.

3-4 órán keresztül közepes lángon főzzük, amíg a fehérrépa megpuhul.

Káposzta és sült kelbimbó

ÖSSZETEVŐK

1 ½ font kelbimbó, meghámozva és 1 hüvelykes darabokra vágva

½ vöröshagyma, vékonyra szeletelve

csésze vizet

½ zöldségkocka, morzsolva

1 evőkanál. Extra szűz olívaolaj

½ teáskanál csípős paprikapor

fekete bors

½ kiló káposzta, durvára vágva

Az utolsó kivételével az összes hozzávalót lassú tűzhelybe tesszük.

A tetejére teszünk egy marék kelkáposztát, és megtöltjük a lassú tűzhelyet.

Ha nem tudja egyszerre bevinni az egészet, először hagyja főni az első adagot, és adjon hozzá több káposztát.

3 órán át főzzük közepes lángon, amíg a kelbimbó megpuhul.

Spenót curryvel és burgonyával

ÖSSZETEVŐK

1 ½ font burgonya, meghámozva és 1 hüvelykes darabokra vágva

½ hagyma, vékonyra szeletelve

csésze vizet

½ zöldségkocka, morzsolva

1 evőkanál. Extra szűz olívaolaj

½ teáskanál kömény

½ teáskanál őrölt koriander

½ teáskanál garam masala

½ teáskanál csípős paprikapor

fekete bors

½ kiló friss spenót, durvára vágva

Az utolsó kivételével az összes hozzávalót lassú tűzhelybe tesszük.

A tetejére teszünk egy marék spenótot, és leállítjuk a lassú tűzhelyet.

Ha nem fér bele egyszerre, akkor először az első adagot főzd meg, és adj hozzá több spenótot.

3-4 órán keresztül közepes lángon főzzük, amíg a burgonya megpuhul.

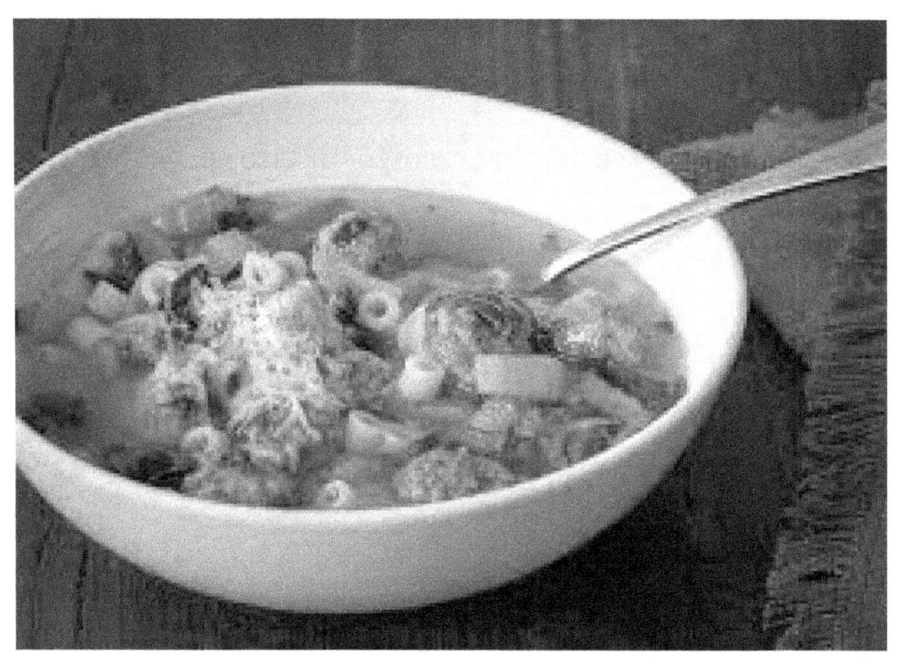

Édesburgonyás curry és kelkáposzta

ÖSSZETEVŐK

1 ½ font édesburgonya, meghámozva és 1 hüvelykes darabokra vágva

½ hagyma, vékonyra szeletelve

csésze vizet

½ zöldségkocka, morzsolva

1 evőkanál. Extra szűz olívaolaj

½ teáskanál kömény

½ teáskanál őrölt koriander

½ teáskanál garam masala

½ teáskanál csípős paprikapor

fekete bors

½ kiló káposzta, durvára vágva

Az utolsó kivételével az összes hozzávalót lassú tűzhelybe tesszük.

A tetejére teszünk egy marék kelkáposztát, és megtöltjük a lassú tűzhelyet.

Ha nem tudja egyszerre bevinni az egészet, először hagyja főni az első adagot, és adjon hozzá több káposztát.

3-4 órán át főzzük közepes lángon, amíg az édesburgonya megpuhul.

Jalapeno vízitorma és paszternák

ÖSSZETEVŐK

1 ½ font paszternák, meghámozva és 1 hüvelykes darabokra vágva

½ vöröshagyma, vékonyra szeletelve

csésze vizet

½ zöldségkocka, morzsolva

1 evőkanál. Extra szűz olívaolaj

½ teáskanál kömény

½ teáskanál jalapeno bors, apróra vágva

1 ancho paprika, apróra vágva

fekete bors

½ kiló vízitorma, durvára vágva

Az utolsó kivételével az összes hozzávalót lassú tűzhelybe tesszük.

A tetejére teszünk egy marék spenótot, és leállítjuk a lassú tűzhelyet.

Ha nem fér bele egyszerre, akkor először az első adagot főzd meg, és adj hozzá több spenótot.

3-4 órán át főzzük közepes lángon, amíg a paszternák megpuhul.

Vízitorma és brokkoli chilis-fokhagymás szószban

ÖSSZETEVŐK

1 ½ font sárgarépa, meghámozva és 1 hüvelykes darabokra vágva

1/2 font brokkoli, meghámozva és 1 hüvelykes darabokra vágva

½ hagyma, vékonyra szeletelve

csésze vizet

½ zöldségkocka, morzsolva

1 evőkanál. szezámolaj

½ teáskanál fokhagymás bors szósz

½ teáskanál Zöld-citrom lé

½ teáskanál apróra vágott zöldhagyma

fekete bors

½ kiló vízitorma, durvára vágva

Az utolsó kivételével az összes hozzávalót lassú tűzhelybe tesszük.

Tegyünk a tetejére egy marék vízitormát, és állítsuk le a lassú tűzhelyet.

Ha nem tudja egyszerre beletenni az egészet, először hagyja főni az első adagot, és adjon hozzá még vízitormát.

3-4 órán át főzzük közepes lángon, amíg a sárgarépa megpuhul.

Fűszeres Bok Choy és brokkoli

ÖSSZETEVŐK

1 font brokkoli, meghámozva és 1 hüvelykes darabokra vágva

1/2 kiló gomba, szeletelve

½ hagyma, vékonyra szeletelve

csésze vizet

½ zöldségkocka, morzsolva

1 evőkanál. szezámolaj

½ teáskanál kínai ötfűszeres por

½ teáskanál szecsuáni bors

½ teáskanál csípős paprikapor

fekete bors

½ font bok choy, durvára vágva

Az utolsó kivételével az összes hozzávalót lassú tűzhelybe tesszük.

A tetejére teszünk egy marék bok choy-t, és megtöltjük a lassú tűzhelyet.

Ha nem tudja egyszerre bevinni az egészet, először hagyja főni az első adagot, és adjon hozzá még bok choyt.

3-4 órán át főzzük közepes lángon, amíg a brokkoli megpuhul.

Spenót és Shitake gomba

ÖSSZETEVŐK

1 ½ font karfiol, meghámozva és 1 hüvelykes darabokra vágva

½ font shitake gomba, szeletelve

½ vöröshagyma, vékonyra szeletelve

csésze zöldségleves

2 evőkanál. szezámmag olaj

½ teáskanál ecet

½ teáskanál fokhagyma, darált

fekete bors

½ kiló friss spenót, durvára vágva

Az utolsó kivételével az összes hozzávalót lassú tűzhelybe tesszük.

A tetejére teszünk egy marék spenótot, és leállítjuk a lassú tűzhelyet.

Ha nem fér bele egyszerre, akkor először az első adagot főzd meg, és adj hozzá több spenótot.

3-4 órán át főzzük közepes lángon, amíg a karfiol megpuhul.

Spenót és burgonya pestoval

ÖSSZETEVŐK

1 ½ font burgonya, meghámozva és 1 hüvelykes darabokra vágva

½ hagyma, vékonyra szeletelve

csésze zöldségleves

1 evőkanál. Extra szűz olívaolaj

2 evőkanál. Pesto szósz

fekete bors

½ kiló friss spenót, durvára vágva

Az utolsó kivételével az összes hozzávalót lassú tűzhelybe tesszük.

A tetejére teszünk egy marék spenótot, és leállítjuk a lassú tűzhelyet.

Ha nem fér bele egyszerre, akkor először az első adagot főzd meg, és adj hozzá több spenótot.

3-4 órán keresztül közepes lángon főzzük, amíg a burgonya megpuhul.

Édesburgonyás curry és kelkáposzta

ÖSSZETEVŐK

1 ½ font édesburgonya, meghámozva és 1 hüvelykes darabokra vágva

½ hagyma, vékonyra szeletelve

csésze zöldségleves

1 evőkanál. Extra szűz olívaolaj

2 evőkanál. vörös curry por

fekete bors

½ kiló friss káposzta, durvára vágva

Az utolsó kivételével az összes hozzávalót lassú tűzhelybe tesszük.

A tetejére teszünk egy marék káposztát, és leállítjuk a lassú tűzhelyet.

Ha nem tudja egyszerre bevinni az egészet, először hagyja főni az első adagot, és adjon hozzá több káposztát.

3-4 órán át főzzük közepes lángon, amíg az édesburgonya megpuhul.

Fehérrépa és fehérrépa pestoval

ÖSSZETEVŐK

1 ½ font fehérrépa, meghámozva és 1 hüvelykes darabokra vágva

½ hagyma, vékonyra szeletelve

csésze zöldségleves

1 evőkanál. Extra szűz olívaolaj

2 evőkanál. Pesto szósz

fekete bors

½ font friss fehérrépa, durvára vágva

Az utolsó kivételével az összes hozzávalót lassú tűzhelybe tesszük.

Díszítsük egy marék fehérrépával, és állítsuk le a lassú tűzhelyet.

Ha nem fér bele egyszerre, akkor először az első adagot főzze meg, és adjon hozzá több fehérrépát.

3-4 órán keresztül közepes lángon főzzük, amíg a fehérrépa megpuhul.

Mangold és sárgarépa pestoval

ÖSSZETEVŐK

1 ½ font sárgarépa, meghámozva és 1 hüvelykes darabokra vágva

½ vöröshagyma, vékonyra szeletelve

csésze zöldségleves

2 evőkanál. Extra szűz olívaolaj

3 evőkanál. Pesto szósz

fekete bors

½ kiló friss cékla, durvára vágva

Az utolsó kivételével az összes hozzávalót lassú tűzhelybe tesszük.

Tegyünk a tetejére egy marék mángoldot, és állítsuk le a lassú tűzhelyet.

Ha nem tudja egyszerre beletenni az egészet, először hagyja főni az első adagot, és adjon hozzá több mángoldot.

3-4 órán át főzzük közepes lángon, amíg a sárgarépa megpuhul.

Bok Choy és sárgarépa chilis és fokhagymás szószban

ÖSSZETEVŐK

1 ½ font sárgarépa, meghámozva és 1 hüvelykes darabokra vágva

½ hagyma, vékonyra szeletelve

csésze zöldségleves

1 evőkanál. szezámolaj

4 gerezd fokhagyma, felaprítva

2 evőkanál. fokhagymás chili szósz

fekete bors

½ font friss Bok Choy, durvára vágva

Az utolsó kivételével az összes hozzávalót lassú tűzhelybe tesszük.

A tetejére teszünk egy marék Bok Choy-t, és megtöltjük a lassú tűzhelyet.

Ha nem fér bele egyszerre, először az első adagot főzze meg, és adjon hozzá több Bok Choyt.

3-4 órán át főzzük közepes lángon, amíg a sárgarépa megpuhul.

alacsony lángon főtt fehérrépa és paszternák

ÖSSZETEVŐK

1 ½ font paszternák, meghámozva és 1 hüvelykes darabokra vágva

½ hagyma, vékonyra szeletelve

csésze zöldségleves

1 evőkanál. Extra szűz olívaolaj

fekete bors

½ font friss fehérrépa, durvára vágva

Az utolsó kivételével az összes hozzávalót lassú tűzhelybe tesszük.

A tetejére teszünk egy marék spenótot, és leállítjuk a lassú tűzhelyet.

Ha nem fér bele egyszerre, akkor először az első adagot főzd meg, és adj hozzá több spenótot.

3-4 órán keresztül közepes lángon főzzük, amíg a burgonya megpuhul.

A káposzta és a brokkoli megpároljuk

ÖSSZETEVŐK

1½ kiló brokkoli rózsa

½ hagyma, vékonyra szeletelve

csésze zöldségleves

1 evőkanál. Extra szűz olívaolaj

2 evőkanál. Pesto szósz

fekete bors

½ kiló friss káposzta, durvára vágva

Az utolsó kivételével az összes hozzávalót lassú tűzhelybe tesszük.

A tetejére teszünk egy marék kelkáposztát, és megtöltjük a lassú tűzhelyet.

Ha nem tudja egyszerre bevinni az egészet, először hagyja főni az első adagot, és adjon hozzá több káposztát.

3-4 órán át főzzük közepes lángon, amíg a brokkoli virágok megpuhulnak.

Pestoban főtt endívia és sárgarépa

ÖSSZETEVŐK

1 ½ font sárgarépa, meghámozva és 1 hüvelykes darabokra vágva

½ hagyma, vékonyra szeletelve

csésze zöldségleves

1 evőkanál. Extra szűz olívaolaj

2 evőkanál. Pesto szósz

fekete bors

½ font friss endívia, durvára vágva

Az utolsó kivételével az összes hozzávalót lassú tűzhelybe tesszük.

Tegyünk rá egy marék endíviát, és állítsuk le a lassú tűzhelyet.

Ha nem fér bele egyszerre, először az első adagot főzd meg, és adj hozzá még endíviát.

3-4 órán át főzzük közepes lángon, amíg a sárgarépa megpuhul.

Római saláta és lassan főtt kelbimbó

ÖSSZETEVŐK

1½ font kelbimbó

½ hagyma, vékonyra szeletelve

csésze zöldségleves

1 evőkanál. Extra szűz olívaolaj

fekete bors

½ font friss római saláta, durvára vágva

Az utolsó kivételével az összes hozzávalót lassú tűzhelybe tesszük.

A tetejére teszünk egy marék salátát, és leállítjuk a lassú tűzhelyet.

Ha nem fér bele az egész egyszerre, először hagyja főni az első adagot, és adjon hozzá több római salátát.

3 órán át főzzük közepes lángon, amíg a kelbimbó megpuhul.

Endívia és lassan főtt burgonya

ÖSSZETEVŐK

1 ½ font burgonya, meghámozva és 1 hüvelykes darabokra vágva

½ hagyma, vékonyra szeletelve

csésze zöldségleves

1 evőkanál. Extra szűz olívaolaj

1 teáskanál. Olasz fűszerezés

fekete bors

½ font friss endívia, durvára vágva

Az utolsó kivételével az összes hozzávalót lassú tűzhelybe tesszük.

A tetejére teszünk egy marék spenótot, és leállítjuk a lassú tűzhelyet.

Ha nem fér bele egyszerre, akkor először az első adagot főzd meg, és adj hozzá több spenótot.

3-4 órán keresztül közepes lángon főzzük, amíg a burgonya megpuhul.

Vegán vegán vajjal lassan főtt cékla és fehérrépa

ÖSSZETEVŐK

1 ½ font fehérrépa, meghámozva és 1 hüvelykes darabokra vágva

½ hagyma, vékonyra szeletelve

csésze zöldségleves

4 evőkanál. vegán vaj vagy margarin

2 evőkanál. Zöld-citrom lé

3 gerezd fokhagyma, felaprítva

fekete bors

½ font friss fehérrépa, durvára vágva

Az utolsó kivételével az összes hozzávalót lassú tűzhelybe tesszük.

Díszítsük egy marék fehérrépával, és töltsük meg a lassú tűzhelyet.

Ha nem fér bele egyszerre, akkor először az első adagot főzd meg, és adj hozzá több fehérrépát.

3-4 órán keresztül közepes lángon főzzük, amíg a fehérrépa megpuhul.

Vegán vajban párolt káposzta és paszternák

ÖSSZETEVŐK

1 ½ font paszternák, meghámozva és 1 hüvelykes darabokra vágva

½ hagyma, vékonyra szeletelve

csésze zöldségleves

4 evőkanál. olvasztott vegán vaj

2 evőkanál. citromlé

fekete bors

½ kiló friss káposzta, durvára vágva

Az utolsó kivételével az összes hozzávalót lassú tűzhelybe tesszük.

A tetejére teszünk egy marék kelkáposztát, és megtöltjük a lassú tűzhelyet.

Ha nem tudja egyszerre bevinni az egészet, először hagyja főni az első adagot, és adjon hozzá több káposztát.

3-4 órán át főzzük közepes lángon, amíg a paszternák megpuhul.

www.ingramcontent.com/pod-product-compliance
Lightning Source LLC
Chambersburg PA
CBHW071431080526
44587CB00014B/1799